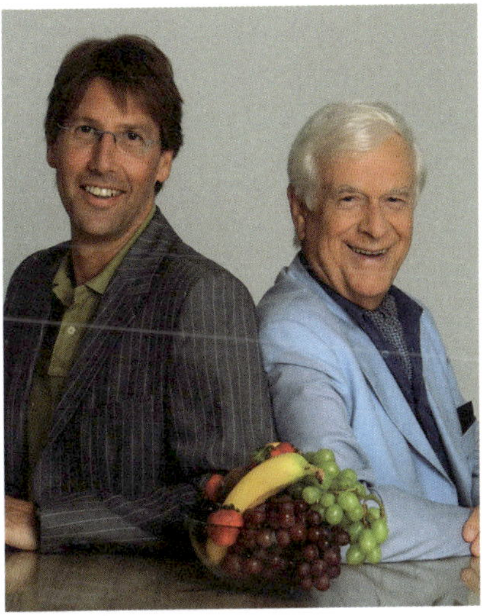

Prof. Hademar Bankhofer ist Millionen Menschen bekannt durch seine Gesundheitstipps in Rundfunk und Fernsehen sowie durch zahlreiche Ratgeberbücher. Er ist Mitglied in verschiedenen wissenschaftlichen Gesellschaften und seit 2009 Leiter der Akademie für medizinische Kommunikation in Bad Füssing.

Peter Großmann ist Diplom-Sportlehrer, Sportmoderator des ARD Morgenmagazins und arbeitet als freier Journalist für zahlreiche Hörfunk- und Fernsehsendungen des WDR. Bislang von ihm erschienen: *Dumm kickt gut – und 44 andere Sportirrtümer* (zusammen mit Ingo Froböse).

Hademar Bankhofer
Peter Großmann

NATUR DOPING

Fit ohne fiese Tricks

BASTEI
LÜBBE
TASCHENBUCH

BASTEI LÜBBE TASCHENBUCH
Band 60654

1. Auflage: März 2011

Sport ist immer auch mit gesundheitlichen Risiken verbunden. Besprechen Sie mit einem fachkundigen Trainer oder Sportmediziner, ob die hier vorgestellten Trainingsprogramme für Sie geeignet sind. Der Verlag übernimmt für etwaige Trainingsschäden jeglicher Art keine Haftung.

Vollständige Taschenbuchausgabe
der in Ehrenwirth erschienenen Hardcoverausgabe

Bastei Lübbe Taschenbuch und Ehrenwirth
in der Bastei Lübbe GmbH & Co. KG

Textredaktion: Angela Kuepper, München
Titelbild: © Olivier Favre
Umschlaggestaltung: Beate Stefer
Autorenfoto: © Olivier Favre
Layout und Satz: Bosbach Kommunikation & Design GmbH, Köln
Gesetzt aus der FF Meta
Druck und Verarbeitung: CPI - Ebner & Spiegel, Ulm
Printed in Germany
ISBN 978-3-404-60654-2

Inhalt

Vorwort

von Peter Großmann

Der Regenlauf

Ich erinnere mich noch genau. Es war ein kühler und grauer Oktobertag. Obwohl sich am Himmel schon abzeichnete, dass da etwas Schlimmes auf mich zukommen könnte, machte ich mich auf den Weg. Der Weg – das ist meine Hausstrecke. Fast exakt zehn Kilome-

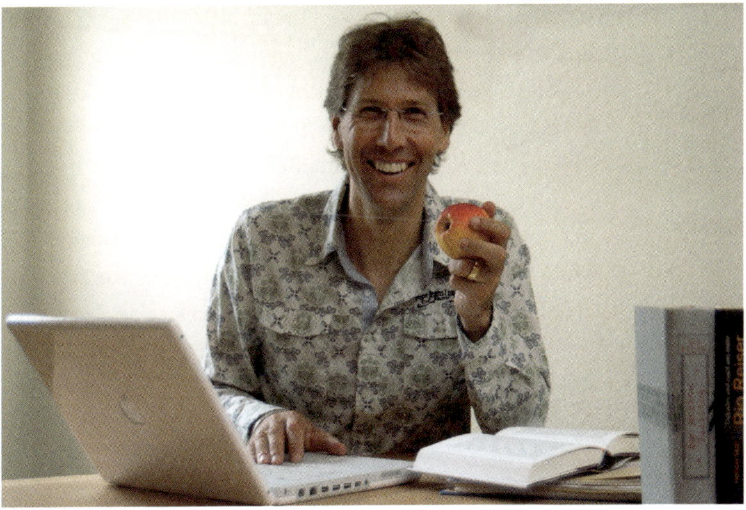

ter über Straßen, durch Wälder, meistens einsam, selbst bei schönstem Wetter. Ich jogge gern; wenn es geht, so dreimal in der Woche, mal mit Musik, mal ohne und meistens allein. Doch dieser Tag war etwas Besonderes. Denn kurz nach dem Beginn meines Weges fing es an zu regnen. Oder besser, zu schütten! Wie aus Eimern, wie man bei mir so sagt, knallte das Nasse vom Himmel und traf immer auch mich. Es schien, als ob die Wolke mit den meisten Tropfen immer direkt über mir wäre. Ich triefte und tropfte, aber ich lief. Nach etwa sieben Kilometern – in meinen Schuhen hatte sich schon ein kleiner Swimmingpool gebildet – kam mir auf einem asphaltierten Stück ein Fahrradfahrer entgegen. Der erste Mensch, den ich seit 45 Minuten zu Gesicht bekam. Er war mit einer Regenkombi geschützt, aber auch ihm lief der Regen literweise den Anzug herunter. Ich war, rein optisch gesehen, nur noch ein Schatten meiner selbst, mehrfach gewaschen und geschleudert. Als wir fast auf einer Höhe waren, verlangsamte der Radfahrer sein Tempo, nickte mir mehr als wohlwollend zu und schickte ein Wort hinterher, das mir heute noch in den Ohren klingelt. Er sagte schlicht und einfach: »Respekt!«

Da war sie, die Anerkennung für die vielleicht hirnrissige Idee, sich bei diesem Wetter nach draußen zu begeben, sich zu bewegen, feuchte Luft zu atmen, Regen zu schmecken, Wind zu spüren, nasse Füße zu bekommen. Und so seltsam es klingen mag: Wenn ich heute zögere, den Schritt vor die Tür zu tun, denke ich oft an den mir unbekannten Fahrradfahrer und nehme seine Bemerkung als Motivationsschub. Aber nicht nur das. Denn eigentlich lieferte dieses Zusammentreffen zweier Regenmänner die erste Idee für dieses Buch. In der Hoffnung, dass auch Sie die Natur demnächst eher bewegend finden, wünsche ich Ihnen viel Freude beim Lesen.

Vorwort

von Hademar Bankhofer

Mit Müsli oder Vollkornbrot zum »Radl-Kaiser«

Baden bei Wien. Helenental. Ein romantischer, wunderschöner Weg zum Wandern und Radfahren. Es war im Jahr 1981 an einem strahlenden, aber heißen Sommertag. Ich trat mit voller Kraft in die Pedale meines Fahrrads. Ein Blick auf die Uhr sagte mir: Es war kurz vor

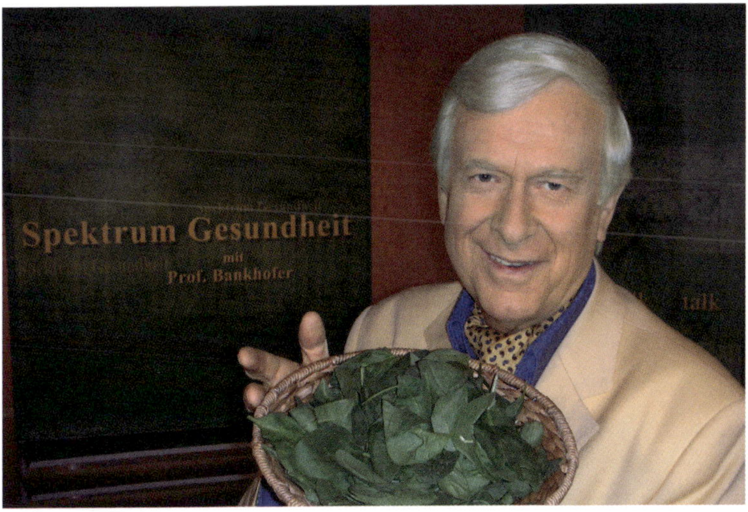

zwölf. Mittagszeit. Ich war seit acht Uhr morgens unterwegs, hatte aber überhaupt keinen Hunger, war motiviert wie in den ersten Minuten nach der Abfahrt. Und dazu gesellte sich ein ungeheures Erfolgserlebnis. Ein Blick zeigte mir, dass mein Fahrradpartner, der zugleich mit mir nach dem Frühstück losgefahren war, ganz schön weit hinten war. Ich, der einfache, sportliche »Halb-Laie«, lag vorne. Das Besondere daran: Der andere war niemand Geringerer als der damals gefeierte und überaus prominente vierfache Weltmeister im Radfahren, Ferry Dusika.

Unser Experiment funktionierte. Wir waren gemeinsam mit unseren Rädern unterwegs. Auf einer Strecke, die wir kannten. 14 Tage lang. Und dabei wollten wir beweisen: Wenn man seinen Körper mit einem gesunden, vorbildlichen Frühstück aufbaut, dann ist das ein ungefährliches Naturdoping. Das Wort kannten wir damals noch nicht. Das hat 27 Jahre später Peter Großmann erfunden, mein lieber Kollege und Freund, der sympathische Sportmoderator aus dem ARD-Morgenmagazin.

Ferry Dusika war in Sachen Ernährung mein großer Lehrer. Da ich mich seit nunmehr 35 Jahren als Journalist mit dem Thema Gesundheit befasse, waren seine Erkenntnisse zum Thema Ernährung und sportliche Leistung für mich besonders wertvoll.

Aber zurück zu unserem Experiment. Eine Woche lang begann einer von uns beiden den Tag mit Kaffee, weißen Brötchen mit viel Butter und Konfitüre, Nougatcreme und Croissants. Der andere machte sich zum Frühstück über ein Fünf-Korn-Müsli her oder aß Vollkornbrot mit Käse, etwas Schinken und knackigem Gemüse, dazu frisches Obst und trank Tee. Am Ende unserer Tour zogen wir Bilanz: Derjenige, der ein gesundes Vollwertfrühstück gegessen hatte, hatte mehr Energie, war dem anderen überlegen und hatte mittags noch gar keinen richtigen Hunger. Der mit dem herkömmlichen Frühstück hingegen wurde schneller müde, war bald wieder hungrig und erbrachte eine geringere Leistung auf dem Rad.

Damals sagte Ferry Dusika zu mir: »Wir haben jetzt bewiesen, wie viele Kräfte die Natur für uns bereithält, so dass wir beim Sport mehr Erfolg und damit auch mehr Freude haben!«

An diese Worte musste ich in den letzten Jahren immer wieder denken, wenn ich in den Medien von einem neuem Dopingskandal hörte. Und mir ging jedes Mal der Gedanke durch den Kopf: Menschenskind, da werfen sich ehrgeizige, junge Sportler – verführt von Hintermännern – irgendwelche gefährlichen Chemikalien ein, verstoßen gegen das Gesetz und betreiben Raubbau an ihrer Gesundheit. Warum nützt ihr denn nicht die legalen Kräfte der Natur?

Angespornt von Ferry Dusika habe ich über die Jahre hinweg bei all meinen Freizeitsportaktivitäten immer versucht, mit Gymnastik, gesunder Ernährung, einfachen Naturrezepten und Hausmitteln das Beste aus mir herauszuholen. Und heute ist das für mich – Jahrgang 1941 – wichtiger denn je.

Ja, und dann kam der Tag im Jahr 2008, an dem sich Peter Großmann frühmorgens zwischen seinen Auftritten im ARD-Morgenmagazin aus aktuellem Anlass mit mir über dieses Thema unterhielt. Dabei kamen der »Junge« und der »Alte« aus verschiedenen Perspektiven auf das Thema »Natur, Naturkräfte und Sport« zu sprechen. Und wir waren sofort einer Meinung: Das ist nicht nur ein Thema für Profisportler, sondern vielmehr noch für Freizeitsportler und all jene, die gerade den Entschluss gefasst haben, mit regelmäßigem Sport zu beginnen. Und mit einem Mal war uns beiden klar: Man sollte die natürlichen, legalen Tricks aus dem Bereich Sport und Ernährung zusammentragen und ein Buch darüber schreiben. Und das haben wir dann auch getan.

Jetzt liegt dieses Buch in Ihrer Hand, wie auch die Zukunft Ihrer sportlichen Vorsätze.

Die Ballade von der labortechnischen Assistentin, die umsattelte und so ihr Glück fand

von Fritz Eckenga

Der Leistungssportler? Voll verlogen!
Hat sich alles reingezogen.
Log, bis sich die Balken bogen:
Nee, ich nehme keine Drogen.

Weiß ja jeder, dass er 's tat.
Nur mit vier Pfund Obstsalat,
die er in den Beinen hat,
fährt er niemals so schnell Rad.

Ham doch alle Dreck am Stecken.
Käm' doch alle nicht vom Flecken.
Ob auf Laufbahn, ob im Becken,
alle würden sie verrecken ...

... oder sich total verspäten,
wenn sie sich nicht spritzen täten
in die Muskeln, in die Gräten.
Platzen doch aus allen Nähten.

Pfeifen aus dem letzten Loch.
Kuckt nur hin, dann seht ihr 's doch:
Einem suppt das Epo noch
aus der Ader, die er stoch.

Wie man so mutieren kann.
Schaut euch diese Monster an.
Sind ja weder Frau noch Mann.
Starten für Testosteron.

Die Visagen voller Pickel.
Dopingpflaster am Testikel.
Seh'n nicht aus wie Scherzartikel,
sondern wie Laborkarnickel.

Und am End' der Nahrungskette
hängt die LTA, die nette,
in der Linken Zigarette,
rechts die Pipi-Prüf-Pipette.

Hadert mit dem Missgeschick.
Hat das Gelbe stets im Blick
und den Job schon lange dick.
Testet täglich zehn Kubik.

Blinzelt in das Neonlicht.
Zieht nach der Zwölfstundenschicht

Atemmaske vom Gesicht
und beschließt: Ich will das nicht!

Will mich nicht damit begnügen,
diesen Menschen zu genügen.
Menschen tricksen, Menschen lügen,
Menschen fixen und betrügen.

Menschen raffen, Menschen gieren.
Wahre Unschuld wohnt in Tieren.
Will mich künftig engagieren
nur bei Reit- und Springturnieren.

Pferde sind seitdem ihr Glück.
Prüft jetzt fünfhundert Kubik.

Einleitung

von Peter Großmann

Wenn Sie bei dem Gedicht von Fritz Eckenga geschmunzelt haben, dann ist das gut so. Denn die Probleme der labortechnischen Assistentin haben Sie hoffentlich, oder besser: ziemlich sicher, nicht. Und dennoch: Vielleicht haben Sie sich beim Titel dieses Buches erst einmal gewundert, und wahrscheinlich schossen Ihnen sofort zwei Fragen durch den Kopf: Was hat denn Doping mit Natur zu tun, und wie kann so ein negatives Wort mit etwas so Positivem wie Natur kombiniert werden? Aber seien Sie nicht so streng. Natürlich ist dies keine Anleitung zur Erschleichung von Vorteilen mit verbotenen Mitteln. Vielmehr wollen wir mit diesem Buch zeigen, wie vielschichtig der Einsatz von Natur im Sport sein kann und wie man gerade mit erlaubten Naturprodukten sich selbst und damit auch seine Leistungsfähigkeit positiv beeinflussen kann.

Das taten im Übrigen auch die Naturvölker, die sich beispielsweise in Südafrika mit selbst gebrautem schwerem Alkohol, »dop« genannt, bei Kulthandlungen in Trance versetzten; dies ist auch der Ursprung des Wortes Doping. Ähnliches gilt für die Ureinwohner Boliviens und Perus, die mit dem Kauen von Kokablättern ihre Ermüdungsgrenze hinausschoben. Dies waren ohne Zweifel natürliche Vorgänge, die man nachträglich sicher nicht als Doping im heutigen Sinne bezeichnen würde. So bezieht sich also unser Dopingbegriff auf den Nutzen von natürlichen, nicht verbotenen Naturprodukten. Und davon gibt es reichlich. Oder kämen Sie auf die Idee, sich als Drogenkonsument zu bezeichnen, nur weil Sie sich bei Magenbeschwerden einen Kamillentee kochen? Im strengen Wortsinn nämlich sind Drogen eigentlich auch Heilkräuter, die man früher beim Drogisten kaufen konnte, legal und ohne ein schlechtes Gewissen. Die Begriffe haben sich also in der heutigen Zeit von ihrer ursprünglichen Bedeutung entfernt. Deshalb erlauben wir uns, über Naturdoping zu schreiben, und hoffen, dass Sie beim Lesen für sich einige neue Aspekte entdecken. Dabei sollten Sie bitte keine Berührungsängste haben. Denn dieses Buch richtet sich nicht nur an den schon überzeugten Hobbysportler, sondern auch an den Noch-nicht-Sportler, der sich für das Thema interessiert.

Für die Natur gibt es überzeugende Argumente. Denn laut einer Forsa-Umfrage aus dem letzten Jahr joggen zwei Drittel der Läufer, weil es draußen passiert, und fühlen sich allein deshalb wohl. In diesem Sinne also: Werden Sie fit ohne fiese Tricks!

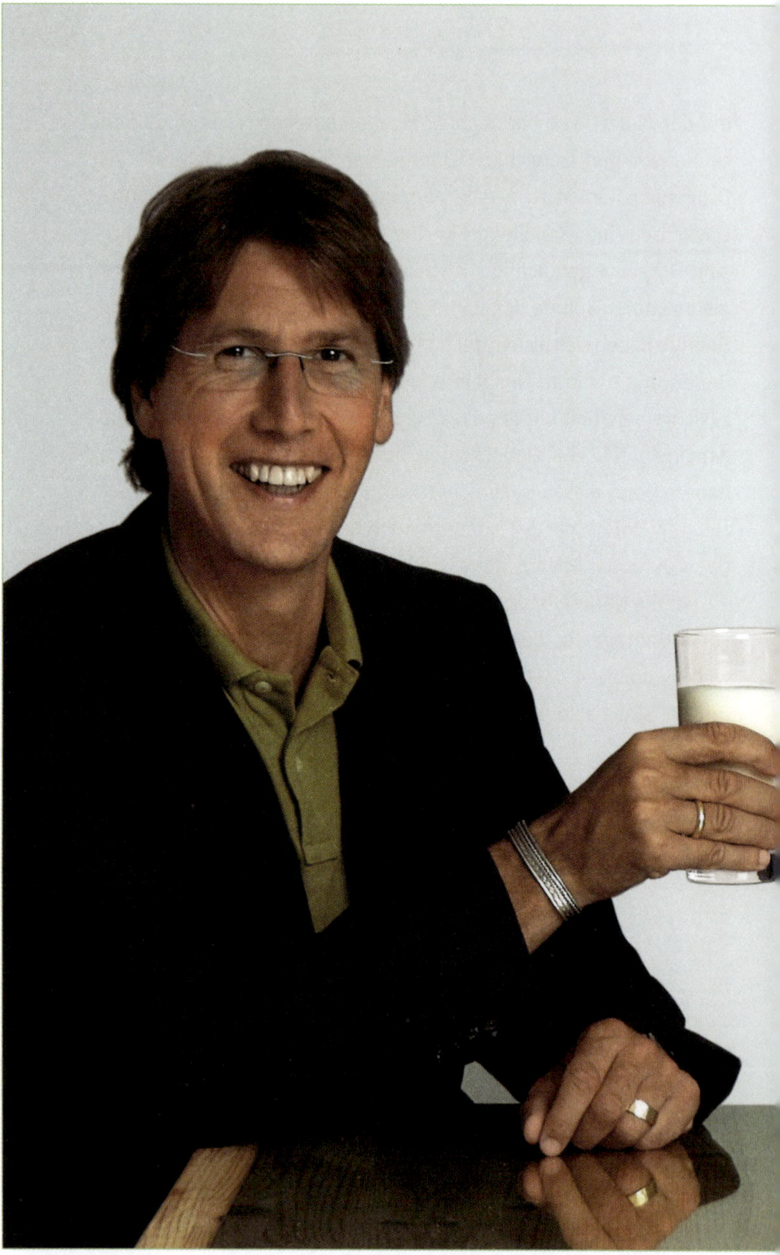

Was Sie über Ihren Körper wissen sollten

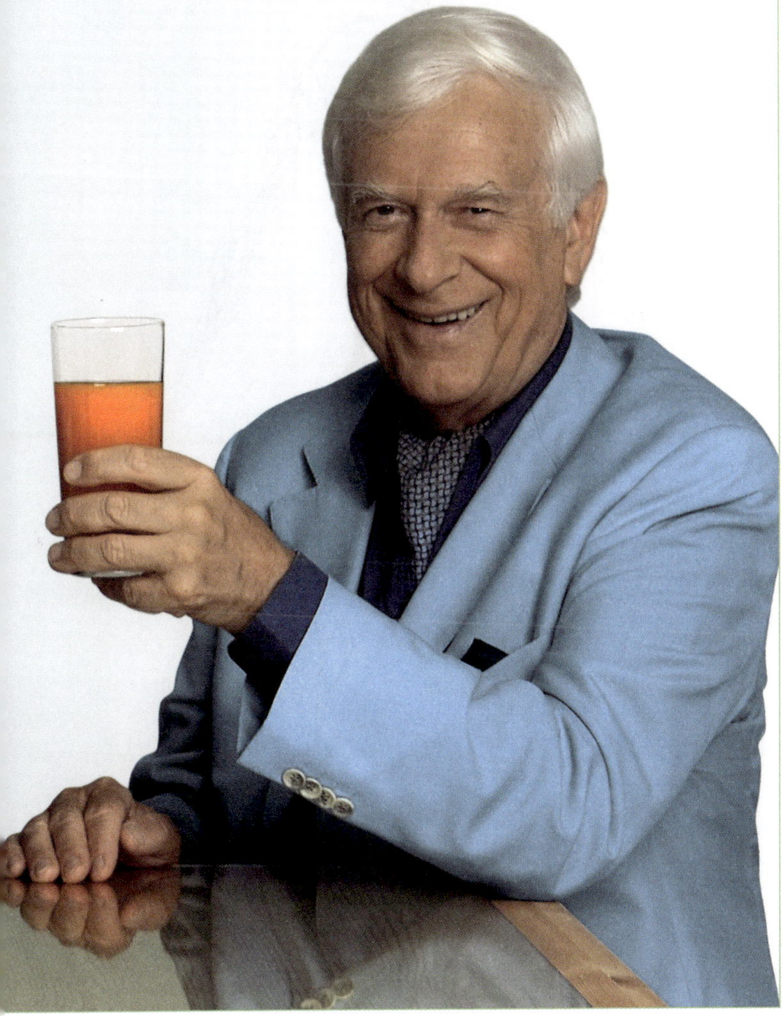

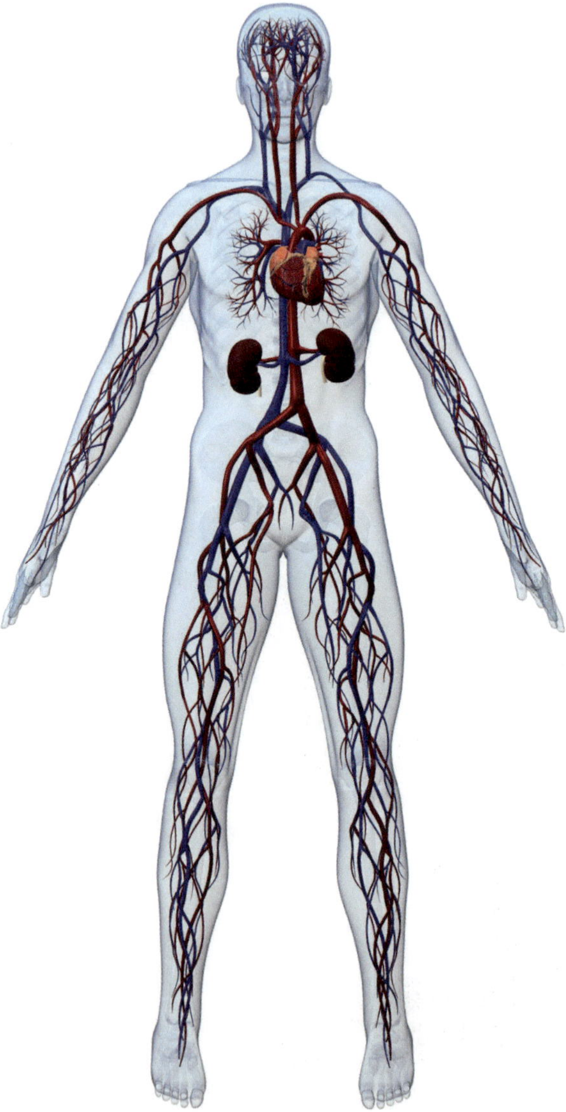

1 *Der Mensch, ein biochemisches Wunderlabor der Natur*

von Peter Großmann

Herzlichen Glückwunsch. Sie sind, wenn Sie nicht Pamela Anderson oder Michael Jackson heißen, bis auf wenige Ausnahmen ein komplettes Naturprodukt. Und das sind Sie bereits von Geburt an. Ihr Körper hatte da schon alles, was er braucht, und stellt im Idealfall im Innern auch heute noch vieles selbst her, um zu überleben.

Alles, was Sie tun müssen, ist, Flüssigkeit und Nahrung zuzuführen. Dass es dabei einiges zu beachten gibt, wird in diesem Buch später noch behandelt. Ansonsten sind Sie in der Hauptsache flüssig. Sie bestehen nämlich zu fast 70 Prozent aus Wasser. Dazu kommen ein bisschen Sauerstoff, Kohlenstoff, Wasserstoff und Stickstoff, Eiweiße, Fette, Mineralstoffe und Spurenelemente. Fertig ist Ihr Körpermenü, das wenig appetitlich klingt. Aber Sie sollen sich ja auch nicht essen. So natürlich Sie auch sind, so ist Ihr Innerstes selbst beim Lesen dieser Zeilen ein hochkomplexer Standort für chemische Industrie.

Das Lebewesen Mensch hat einen wesentlichen Grundbaustein, der sich aus den oben genannten Inhaltsstoffen zusammensetzt: die Zelle. Billionen von **ZELLEN** bilden in 200 verschiedenen Varianten entweder Nerven, Muskeln, Organe, Haut oder Knochen. Ein hohes Maß von biochemischer Abstimmung ist nötig, damit die Zellen zusammenwirken. Einer Fabrik mit unterschiedlichen Fertigungsprozessen nicht unähnlich, arbeiten sie rund um die Uhr. Dafür werden sie oftmals nicht belohnt, denn täglich gehen 50 Millionen Zellen zugrunde oder werden ausgetauscht.

Zellen fertigen, bauen um und setzen frei. Nervenzellen übertragen Informationen, Muskelzellen können sich verschieben, Knochenzellen lagern Mineralien und Eiweiß ein, Leberzellen eliminieren Schadstoffe, und Blutzellen transportieren Sauerstoff.

Alles Zellarbeit im Produktionsstandort Mensch. Und wichtig für das Verständnis, denn schließlich greifen wir über die Bewegung vielfältig in dieses komplexe System ein!

Das **HERZ** ist Muskel und Organ gleichermaßen. Es verfügt über einen eigenen elektronischen Schrittmacher, der selbstständig arbeitet. Wenn wir uns bewegen oder uns etwas gefühlsmäßig bewegt, dann passt sich das Herz über seine eigenen Nerven den wechselnden Bedürfnissen des Körpers an. Treiben wir Sport, steigt über den sogenannten Sympathikus die Herzfrequenz genauso an wie die Geschwindigkeit der einzelnen Herzmuskelbewegungen. Sein Gegenspieler, der Vagus hingegen, reduziert die Häufigkeit von Herzschlägen, zum Beispiel wenn wir schlafen.

Logisch also, dass wir auch über Bewegung unser Herz beeinflussen und trainieren können. Das Herz nämlich besitzt die Fähigkeit der Anpassung, der Ökonomisierung. So sind wir in der Lage, durch Ausdauertraining unsere Herzfrequenz in Ruhe energiesparend zu senken und bei Training durch ein erhöhtes Schlagvolumen mehr Blut und damit Sauerstoff in die beteiligten Körperregionen zu pumpen. Womit wir da wären, wo das Blut hinfließt.

Der **KÖRPERKREISLAUF** sorgt dafür, dass dies ordentlich funktioniert. Bis in die kleinsten Ecken der Muskulatur wird der Sauerstoff des Blutes transportiert und gelangt von dort in die Zellen, um weiterverarbeitet zu werden. Die treibende Kraft ist hierbei der Blutdruck. Er steigt bei körperlicher und auch psychischer Belastung an und fällt meist in Ruhe. Ist der Blutdruck zu gering, kommt es zu einer Unterversorgung von Zellgewebe mit Sauerstoff; ist er zu hoch, schädigt er auf Dauer die Gefäße. Deshalb ist die Regulation des Blutdrucks besonders wichtig. Das erledigt der Körper selbst durch ein kompliziertes Messsystem in den Gefäßen. Aber auch wir können für diese Regelung etwas tun. Denn Ausdauersport vermag hohen Blutdruck zu senken und bei zu niedrigem Blutdruck für Anregung zu sorgen. Eines ist sicher: Je flexibler der Körperkreislauf auf äußere Reize reagieren kann, desto besser kommen wir im Alltag zurecht.

Der **MUSKEL** profitiert von diesen Effekten ebenfalls. Denn ist er – durch Weitstellung der alten oder Eröffnung neuer Versorgungssysteme – gut durchblutet, können die Versorgung der Muskelzelle und die Zahl der Mitochondrien zunehmen. Mitochondrien sind die Kraftwerke der einzelnen Zelle, die den Muskeltreibstoff in Energie umwandeln. Je mehr Kraftwerke also, umso mehr Energie kann bereitgestellt und gespeichert werden. Dies ist ein Grund, warum wir durch gezieltes Training länger Kraft haben. Ein anderer ist, dass sich dann nicht nur biochemisch etwas ändert, sondern auch mechanisch. Denn durch Krafttraining wird der Muskel gereizt und verdickt. Dies passiert durch eine Zunahme des Muskelquerschnitts – zum einen, weil die Zahl der Muskelzellen zunimmt, zum anderen aber, weil die Zellen wachsen. Leider wird dies aber nur bei den Muskeln passieren, die bewegt werden. Die anderen verkümmern. Und gerade die machen uns dann Probleme. Denn die Muskulatur hält und umschlingt das Skelett wie ein Korsett. Daraus folgt, dass eine von guter Muskulatur gestützte und gestärkte Wirbelsäule oder ein Kniegelenk weniger häufig schmerzen und Probleme bereiten.

Und damit sind wir bei den **KNOCHEN** angelangt, die uns immer nur dann auffallen, wenn sie brechen oder uns in Form von Gelenkschmerzen zur Weißglut bringen.

Der Mensch hat mehr als 200 Knochen, die durch Gelenke miteinander verbunden sind. Wie beweglich sie sind, hängt von der Art der Führung der Gelenke ab. Dies kann mithilfe von Knochen (Hüfte), Bändern (Knie) oder Muskeln (Schulter) passieren.

Auch der Knochen kann sich durch Bewegung verändern. Einerseits besteht eine Verbindung von Muskeln und Knochen über Sehnen, die am Knochen anhaften und deren Ansatz durch Training verdickt, die also zugfähiger gemacht werden. Andererseits verdickt sich auch der Durchmesser von Röhrenknochen (wie das Schien- und Wadenbein), und der Knochenmantel wird stärker. Außerdem besitzt der Gelenkknorpel keine Blutgefäße und wird über die Gelenkflüssigkeit ernährt. Der Knorpel braucht also Bewegung, damit Nährstoffe zugeführt und Stoffwechselprodukte abtransportiert werden. Ist dies nicht der Fall, kommt es zu einer sogenannten Inaktivitätsatrophie. Dies bedeutet einen Schwund von Knochensubstanz und die Schrumpfung des Muskel-Sehnen-Apparats infolge von Bewegungsmangel und verschlechterter Ernährungssituation des Gelenkknorpels.

Kein Wunder also, dass wir uns durch Nichtstun selber schaden. Wenn Sie etwas Sport treiben, nicht rauchen, nur mäßig Alkohol trinken und täglich Obst und Gemüse zu sich nehmen, können Sie auf einen positiven Effekt hoffen. Britische Forscher von der Universität in Cambridge haben in einer Studie an 20 000 Personen im Alter über 45 Jahren herausgefunden, dass diejenigen, die sich an diese einfachen Regeln halten, bis zu 14 Jahre länger leben als Personen, die dies nicht tun.

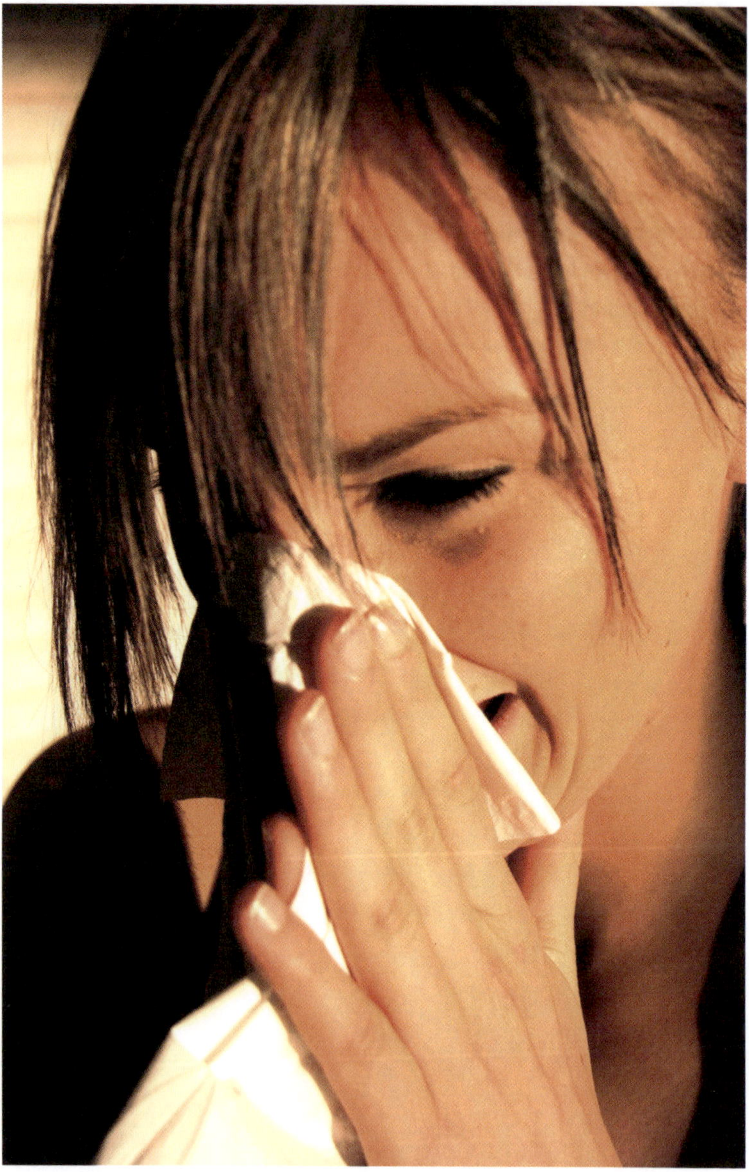

2 *Das Immunsystem*

von Hademar Bankhofer

Haben Sie sich schon einmal gefragt, was das Immunsystem überhaupt ist und wie es funktioniert?

Das Immunsystem schützt uns rund um die Uhr vor Krankheiten, besser gesagt vor Krankheitserregern, die in den Organismus gelangen. Dafür verfügen wir über ein ganzes Netzwerk an Abwehrmöglichkeiten: Da sind die Abwehrzellen, und zwar Lymphozyten, T-Lymphozyten und B-Lymphozyten, auch Killerzellen genannt, weiterhin Makrophagen und Granulozyten, auch Fresszellen genannt. Dazu kommen noch Hormone, Nerven und Peptide. Und sie alle stehen durch Botenstoffe, die sogenannten Zytokine, miteinander in Verbindung, um ständig kommunizieren zu können, wie man diesen Körper schützen muss.

Die Immunologie – die Wissenschaft, die sich mit den natürlichen Abwehrkräften befasst – hat im Lauf der Jahrzehnte den Mechanismus des Abwehrsystems analysiert: Es gibt im Körper mehrere wichtige Standorte, an denen das Immunsystem aktiv wird: in der Thymusdrüse, in den Lymphknoten, im Darm und an vielen anderen Stellen.

Ein interessanter Aspekt: Hinter dem Brustbein sitzt die **THYMUSDRÜSE**. Sie ist die Schaltzentrale für die Immunabwehr. Vom Rückenmark werden neue Zellen hierhergeschleust und wie in einer

Schule zu Abwehrzellen herangebildet. Dann werden sie über das Blut und über die Lymphbahnen in den Organismus zur Abwehr gesendet. Daher kann man im Blut auch messen, ob jemand ein starkes oder schwaches Immunsystem hat.

Wenn das Immunsystem voll im Einsatz ist, was tut sich da alles im Körper?

Das Immunsystem hat viele Mitarbeiter, die allesamt mitwirken, um die eindringenden Feinde zu bekämpfen und auszuschalten:

- Das Gehirn kontrolliert jede Zelle und löst bei einem Infekt den Alarm aus.
- Die Rachen- und Gaumenmandeln enthalten Lymphfollikel, in denen sich spezielle Abwehrzellen vermehren.
- Die Thymusdrüse bildet die Immun-Abwehrzellen aus. Zuerst sind es Vorläuferzellen.
- Das Lymphsystem schleust die Fresszellen zu den Infektionsherden.
- Die Milz im linken Oberbauch und der Blinddarm produzieren wichtige Vorläufer-Abwehrzellen. Das sind Vorstufen von Abwehrzellen.
- Der Darm ist das größte Immunorgan. Hier werden 70 Prozent der Immunkraft aufgebaut und stabilisiert.
- Das Knochenmark vor allem in den Hüftknochen produziert ebenfalls Immunzellen.
- Das Blut ist das wichtigste Transportmittel für die Abwehrzellen.

Was ist die Ursache, wenn diese bestens organisierte Immunabwehr nicht funktioniert und wir krank werden? Da gibt es viele Faktoren: Die Thymusdrüse bildet sich von der Pubertät an wieder zurück, ihre Leistungen für das Immunsystem werden geringer. Zudem sind wir ständigen Gefahren ausgesetzt, die das Immunsystem schwächen: dauernder Stress, falsche Ernährung, körperliche Überanstrengung, Ärger und Kränkungen. Dagegen müssen wir zwei wesentliche Maßnahmen setzen: zum einen alles vermeiden, was das Immunsystem schwächt, und zum anderen dem Immunsystem helfen, dass unsere Abwehrzellen aktiv bleiben und Kraft haben.

Was genau kann man tun, um das funktionierende Immunsystem zu schützen? Ständigen Stress, Ärger und körperliche Überanstrengung meiden. Oder noch besser: sich stressfest machen, damit man besser mit Stress umgehen kann. Ausreichend schlafen, ungestört schlafen. Lachen, fröhlich sein.

Warum Sie sich das alles vor Augen halten sollten? Ganz einfach: weil in diesem Mechanismus der Sport – nämlich der Freizeitsport – eine ganz besonders wichtige, aber auch gefährliche Rolle spielt. Die allgemeine Regel besagt: Man kann wunderbar das Immunsystem stärken, wenn man regelmäßig Sport treibt, am besten im Freien.

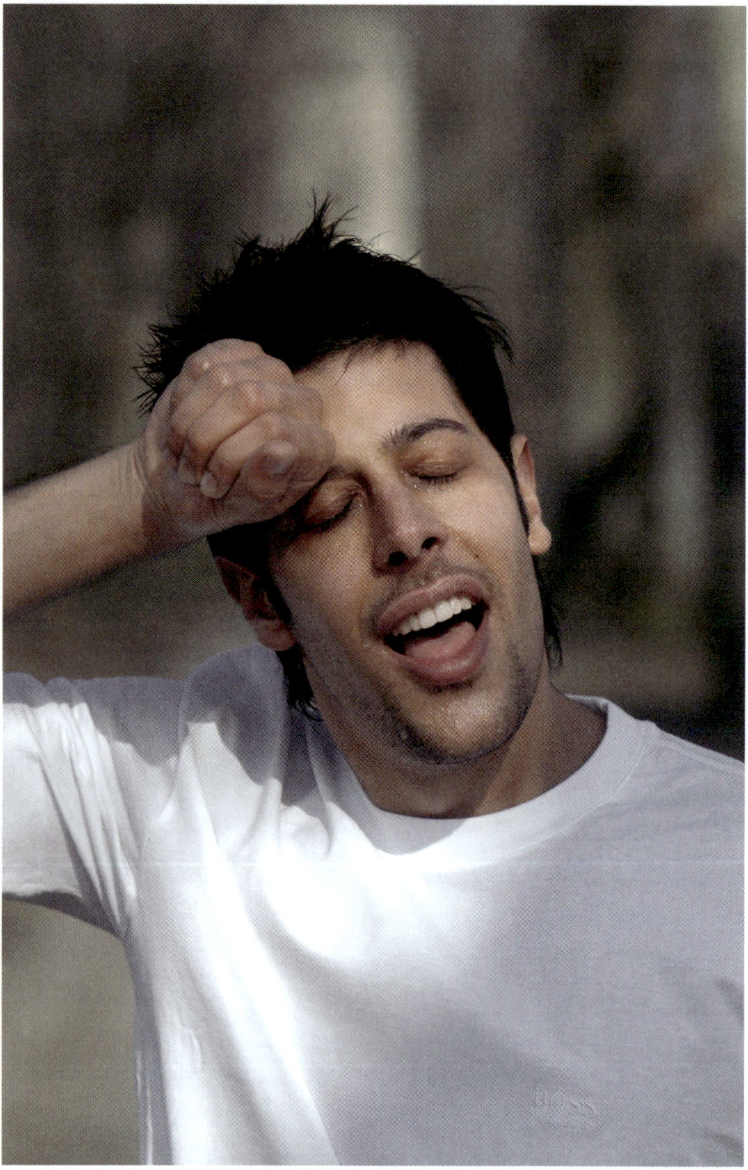
BOSS

3 *Warum Sport kein Mord ist*

von Peter Großmann

Von 1995 bis ins Jahr 2005 nahmen rund 560 000 Amerikaner im Alter zwischen 50 und 71 Jahren an einer der größten Studien zum Thema Sport teil. Und sie beweist eindrucksvoll, dass Sport eben kein Mord ist, wie immer noch, wenn auch meist scherzhaft, von vielen Muffeln behauptet wird. Die Ergebnisse dieser Studie sind beeindruckend. Im Vergleich zu sportabstinenten Personen sank die altersbedingte Sterblichkeitsrate bei Personen, die nur ein- bis dreimal im Monat Sport trieben, um etwa 25 Prozent, bei sportlich interessierteren Personen mit ein bis zwei Sporteinheiten pro Woche sogar um fast 30 Prozent.

Anhand dieser Ergebnisse muss jeder Sportnörgler grundsätzlich anerkennen, dass wir selbst in der Lage sind, unser Leben und unsere Lebensqualität entscheidend zu verbessern und vermutlich sogar zu verlängern. Und das, ohne zum Leistungssportler zu mutieren.

So hat das Robert-Koch-Institut festgestellt, dass körperliche Inaktivität ein ernst zu nehmender gesundheitlicher Risikofaktor ist. Nach Schätzungen aus den USA sind knapp ein Viertel aller durch chronische Erkrankungen bedingten Todesfälle dem Mangel an körperlicher Aktivität zuzurechnen. Allein in Deutschland wird geschätzt, dass jährlich 6500 Herz-Kreislauf-Tode verhindert werden könnten, wenn lediglich die Hälfte aller Männer im Alter von 40 bis 69 moderater körperlicher Aktivität nachgingen. Hinzu kommt, dass 37 Prozent der deutschen Bevölkerung in einer repräsentativen Umfrage zugaben, in keiner Form Sport zu treiben. Da hilft auch das Argument nicht, dass im Vergleich dazu Erwachsene in südeuropäischen Ländern wie Portugal und Spanien noch weniger sportlich sind.

Und es gibt auch andere Beispiele. Unsere Nachbarländer Niederlande und Österreich zeigen ein deutlich höheres Maß an sportlicher Aktivität. Die Niederländer radelten im Jahr 2006 14 Milliarden Kilometer. Das sind pro Person 2,5 Kilometer am Tag. Die tägliche Durchschnittsstrecke stieg in den fünf Jahren zuvor um zehn Prozent. Die niederländische Radfahr-Vereinigung mutmaßt, dass neben der Tradition auch das Gesundheitsbewusstsein eine positive Rolle spielt. Es gebe Hinweise darauf, dass die Niederländer schlanker und gesünder seien als die Menschen in einigen ihrer Nachbarländer. Sicher ist: Für viele Niederländer ist das Fahrrad ein Fortbewegungsmittel, nicht nur ein Sportgerät. Aber auch die bewusste Form der Bewegung wird durch die Statistik unterstützt: 15,5 Prozent der Niederländer sind Mitglied in einem Fitnessstudio. Auch wenn in einem Studio der Sport in der freien Natur nur simuliert wird, so sind das doch beeindruckende Zahlen.

Aber was ist Sport, was ist Bewegung? Führen wir uns zuerst einmal einige wichtige Definitionen zum besseren Verständnis vor Augen:

SPORT ist eine Sammelbezeichnung für alle als Bewegungs-, Spiel- oder Wettkampfformen gepflegten körperlichen Aktivitäten des Menschen. Im Sport zeigt sich ein spezifisch menschliches, gesellschaftlich vermitteltes Sich-Auseinandersetzen mit den eigenen physischen Kräften. Aufgrund der leichten Überprüfbarkeit und zum Teil der Messbarkeit dient der Sport sowohl der persönlichen Bestätigung als auch der sozialen Konkurrenz im Wettstreit.

Der Sport besitzt in der Regel gesundheitliche und sozialpädagogische Rechtfertigungen. Das gilt besonders für den Schulsport und sonstige Sportförderung.

KÖRPERLICHE AKTIVITÄT ist ein Oberbegriff für jegliche körperliche Bewegung, die durch die Skelettmuskulatur produziert wird und den Energieumsatz über den Grundumsatz hebt.

BEWEGUNG ist ein Kennzeichen lebender Organismen, also auch des Menschen. Bewegung umfasst Lage- beziehungsweise Ortsveränderungen, bei denen der Organismus die benötigte Energie selbst aufbringt. Leben wird durch Bewegung nach außen sichtbar. Zu jeder Bewegung gehört ein innerlicher Prozess, der unmittelbar mit dem sich bewegenden Wesen verbunden ist. Durch Bewegung kann sich der Mensch in allen Dimensionen erfahren: körperlich, geistig und seelisch. Bewegung ist damit eine sehr wertvolle Ressource, die auf vielschichtige Weise zur Entwicklung eines genussvoll gesunden Lebensstils beitragen kann.

Unter **FITNESS** versteht man die psychische und physische Leistungsfähigkeit des Menschen, die ihn in die Lage versetzt, die vielfältigen seelisch-geistigen und körperlichen Belastungen von Alltag, Beruf und Freizeit so zu bewältigen, dass keine geistige oder körperliche Ermüdung oder gar Erschöpfung eine weitere kreative Lebensgestaltung verhindern.

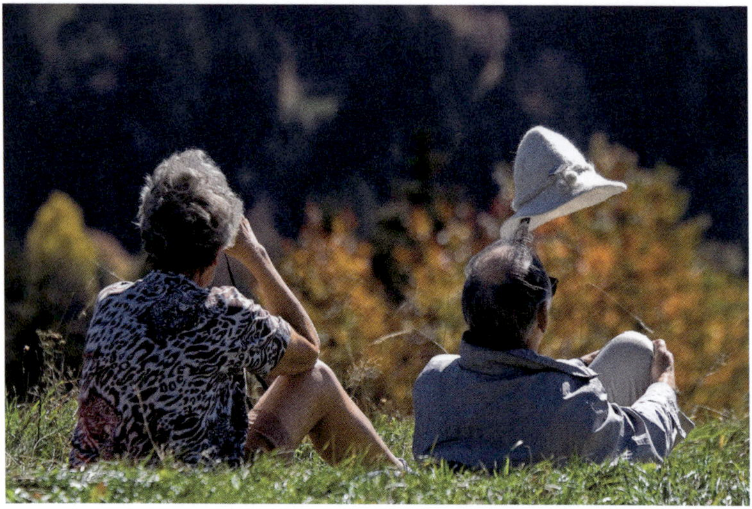

WELLNESS – eine Zusammenziehung der Begriffe »wellbeing« und »fitness« oder »happiness« – ist mehr als passives Verwöhntwerden. Wellness ist ein Lebenskonzept, das unser körperliches, geistiges und seelisches Wohlbefinden als Grundlage der eigenen Gesundheit zum Ziel hat. Die Wellnessbewegung hat sich zu einem wichtigen Gegengewicht zur Arbeitswelt entwickelt: Sie setzt auf Wohlbefinden statt auf Leistung, auf Ruhe statt auf Schnelligkeit und ermöglicht den zeitweisen Ausstieg aus dem »Hamsterrad« des Alltags.

So weit also fünf zentrale Begriffe der heutigen Sportwelt und deren Definition. Sie werden merken: Wer immer sich mit seinen – vielleicht auch erst bevorstehenden – sportlichen Aktivitäten beschäftigt, kommt automatisch an einen Punkt, an dem Fragen über Fragen auftauchen: Treibe ich schon Sport, oder bewege ich mich nur? Ist leichte Bewegung eigentlich schon ausreichend für Fitness? Wie viel körperliche Aktivität brauche ich, damit sich meine persönliche Wellness einstellt?

Die Antworten auf diese Fragen sind so individuell wie Sie selbst. Und bevor wir ein paar mögliche Antworten in diesem Buch geben wollen, eine Bitte von uns: Machen Sie aus dem, was Sie tun, kein Dogma! Streichen Sie Definitionen jeglicher Art erst einmal aus Ihrem Kopf, dann sind Sie freier, auch wenn Sie sich gern irgendwo ein- oder unterordnen. Fakt ist, dass jeder Mensch mit anderen Erfahrungen und Einstellungen in das Thema Sport und Bewegung einsteigt und somit für jeden andere Voraussetzungen herrschen. Während der eine gerade für einen Halbmarathon trainiert, ist der andere vielleicht froh, wenn er zum ersten Mal nicht den Aufzug nimmt und Treppen steigt. Aber wie auch immer und auf welchem Niveau: Bewegung ist ein Muss! Warum das so ist, soll im Folgenden kurz erklärt werden. Die positiven Wirkungen von Bewegung sind längst wissenschaftlich seriös untermauert.

So lässt sich bei Herz-Kreislauf-Beschwerden, Diabetes und Übergewicht durch moderates und richtiges Training schnell eine Verbesserung der gesundheitlichen Situation herstellen. Ähnliche Einflüsse gibt es auf den Rücken, bei Rheuma, Muskelschwund, auf den Abbau von Knochen, bei Depressionen und Demenz. Eine Krebs-Langzeitstudie der US-Vereinigung für Krebsforschung an 6000 Frauen stellte im Jahr 2008 fest, dass das Risiko, an Krebs zu erkranken, sich bei denjenigen Frauen um 25 Prozent verringerte, die am meisten Sport trieben, im Vergleich zu Frauen, die sich am wenigsten bewegten. Forschern zufolge liegt das am geringeren Körpergewicht, aber auch am verbesserten Immunsystem und Hormonhaushalt.

Krankheitsprozesse werden durch Sport verlangsamt oder gar beseitigt. Und das alles ganz ohne Medikamente, nur durch Bewegung. Dabei reden wir hier nicht über den nach neuen Rekorden hechelnden Freizeitsportler, der im Zustand der Askese auf alles Schöne der Welt verzichtet, um seinem Körperkult zu erliegen. Nein, es geht um Bewegung, die wir durch Muskelaktivität selbst im Alltag herstellen, um den Gang zum Einkaufsmarkt, den Hausputz, die Gartenarbeit, das Treppensteigen im Hausflur und den langen Spaziergang am Nachmittag.

Bewegung ist der Schlüssel zum Erfolg im Umgang mit Zivilisationskrankheiten. So schreibt Jörg Blech in seinem Buch von der Heilkraft des Sports und bezieht dessen Wirkung nicht nur auf die oben genannten Beschwerdebilder, sondern stellt die These auf, dass wir uns zu Tode schonen. Die meisten älteren Menschen seien deshalb in Pflegeheimen, weil sie infolge motorisch-muskulärer Probleme generell bettlägerig seien. Kein Wunder: Von 50 Bewohnern eines deutschen Altenheimes haben im Schnitt zwei Drittel noch nie Sport getrieben. So stellt er fest: Wir werden immer älter, aber bewegen uns zu wenig, um diesem Prozess entgegenzuwirken. Wer im Alter noch fit sein will, muss sich bewegen. Und selbst das Argument, im Alter könne man ja nicht mehr anfangen, Sport zu treiben, wird hinfällig. Denn auch Bewegungstraining im Alter lässt Muskeln wachsen und Nervenzellen sprießen, verbessert die Durchblutung und verändert das Körpergefühl.

Der Wert von Sport scheint demnach unbestritten und wird doch, wie man am Beispiel des teilweise beängstigenden Bewegungsmangels bei Kindern sieht, immer wieder nicht konsequent umgesetzt und verdeutlicht. Dabei geht die Erkenntnis noch weiter. Vielen hyperaktiven Kindern würde Sport helfen, ohne Medikamente auszukommen. Ausdauertraining hebt die Stimmung, stärkt das Selbstbewusstsein und baut Stress ab.

Natürlich gibt es auch warnende Stimmen. Viel hilft nicht viel, heißt es, das gesunde Maß von Sport sei schneller erreicht als gedacht. Außerdem gebe es jährlich über eine Million Unfälle im Sport, mehr als im Straßenverkehr, und viele Freizeitsportler trainieren falsch. Natürlich kann man auch ohne Sport gesund leben. Aber vieles spricht dafür, dass Sie das mit Sport noch besser hinkriegen.

Zum Schluss vielleicht noch ein Appell an Ihr solidarisches Herz. Denn Sie können mithilfe von Bewegung auch etwas für andere tun. Wenn Sie sich etwas gesundheitsbewusster verhalten, senken Sie Ihre Kosten für zukünftige Behandlungen beim Arzt und damit auch die Kosten des Gesundheitssystems. Und lassen Sie sich nicht von denen verunsichern, die sagen, dass in Deutschland 1,25 Millionen Sportverletzungen rund 1,5 Milliarden Euro an Kosten verursachen. Die Einsparungen durch eine gesündere Lebensführung sind deutlich höher.

Es lässt sich nicht wegreden: Langzeituntersuchungen wie die zu Beginn dieses Kapitels erwähnten zeigen, dass aktive Menschen länger leben als faule. Amerikanische Wissenschaftler verstehen übrigens unter »aktiv sein« am Tag eine halbe Stunde mäßige Bewegung. Motto: Lieber regelmäßig wenig als wenig und intensiv. »Natürlich« schaffen Sie das!

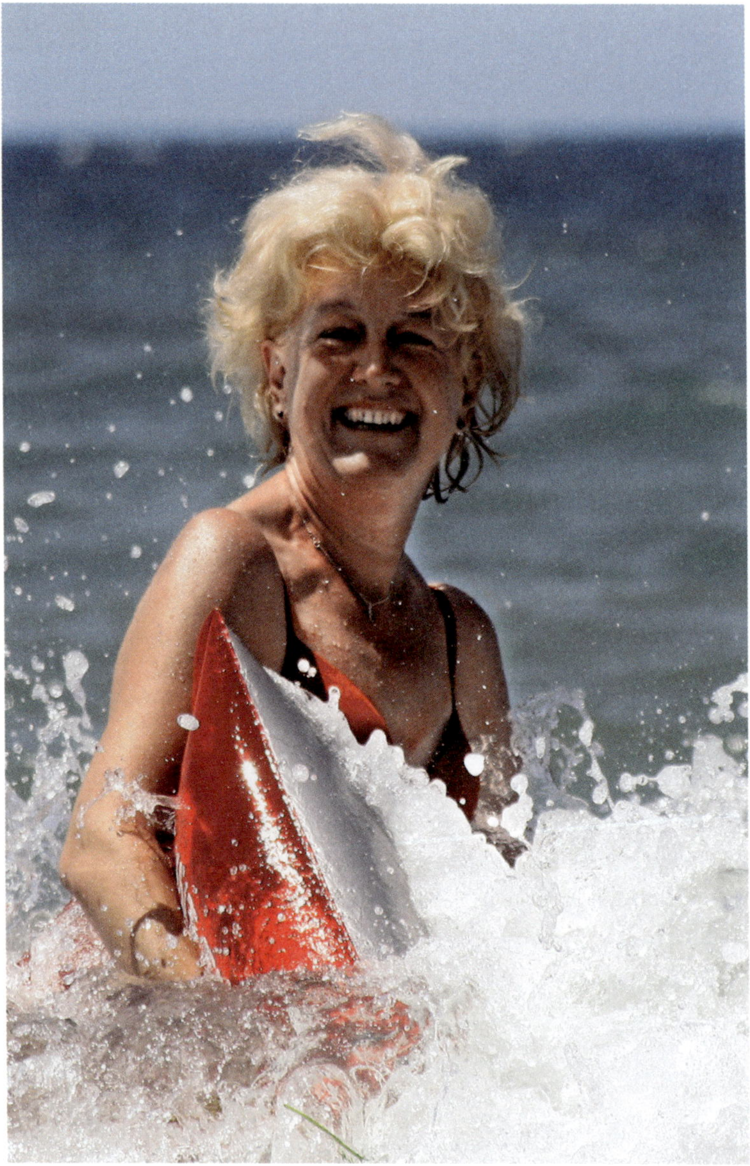

4 *Die geheimnisvolle Kraft der Glückshormone*

von Hademar Bankhofer

Wann immer ein Sportler in einen Dopingskandal verwickelt ist oder wenn er bereits gestanden hat, dass er Dopingmittel genommen hat, fragt die Öffentlichkeit mit Recht: Wer steckt dahinter? Wer hat die Dopingmittel hergestellt? Woher kommen sie?

Dabei gibt es – das muss einfach einmal verraten werden – eine gigantische, zugleich aber harmlose Dopingproduktion. Und wissen Sie, wer der Produzent und zugleich auch der Konsument dieser euphorisierenden Substanzen ist? Sie werden es nicht glauben: Es ist das Gehirn mit seinen 100 Milliarden Nervenzellen, von denen 90 Prozent ununterbrochen über Schnittstellen – sogenannte Synapsen – miteinander kommunizieren. Unsere grauen Zellen verfügen über ein geniales Chemielabor. Nur dadurch ist es möglich, dass wir nach dem Joggen in Hochstimmung sind und im Grunde gar nicht mit dem Laufen aufhören wollen oder dass wir nach einer dreistündigen Fahrradtour gefühlsmäßig im siebten Himmel schweben.

Wie heißen denn nun die geheimnisvollen Stoffe, die da im Gehirn produziert werden und uns für den Sport, übrigens aber auch für den Sex und das Leben am Arbeitsplatz und daheim die nötige Leistungskraft und Freude schenken? Es gibt zwei Gruppen:

- die Neurotransmitter, Überträger von Nervenbotenstoffen, und
- die Neurohormone, sogenannte Nervenhormone.

Beide Gruppen sind dafür verantwortlich, dass wir uns freuen, dass wir in eine übermäßige Hochstimmung verfallen und in uns Harmonie und Glück verspüren. Insgesamt kennt man bis heute an die 70 verschiedene Neurotransmitter und Neurohormone. Jeden Tag werden neue Stoffe entdeckt, die unser Gehirn speziell bei moderatem Sport herstellt und im ganzen Organismus verteilt.

Wo liegt denn nun genau das Chemielabor im Gehirn, wo diese natürlichen und ungefährlichen Stoffe produziert werden? Wissenschaftler haben das längst herausgefunden. Die meisten Doping-Substanzen werden in der Hirnanhangdrüse – der **HYPOPHYSE** – entwickelt. Eine »Zweigniederlassung« dieser Werkstätte befindet sich in den Nebennieren. Sie ist sozusagen Zulieferer von Hormon- und Endorphin-Bestandteilen. Das Wunderbare dabei ist: Diese Naturdopingstoffe werden auf Vorrat hergestellt und bei Bedarf freigegeben und ausgeschüttet.

Wissen Sie, warum unser Körper von der Natur dieses Dopinglabor bekommen hat? Ganz einfach: Damit er in der wilden Natur, wo fremde Gewalten ihn in Urzeiten bedroht haben, mit positiven Gefühlen, mit Freude und Ehrgeiz jeden Feind besiegen kann. Oder damit er wohlbehalten von der Gefahr – etwa einem wilden Bären – davonlaufen und mithilfe der Dopingsubstanzen auch durchhalten kann. Da wir heute im stressreichen Leben der Großstadt Energie und gute Laune brauchen, können uns die Glückshormone, die wir beim Sport in uns aufbauen, sehr hilfreich sein. Das ist ein ganz wichtiges Argument für den regelmäßigen Freizeitsport.

Betrachten wir nun die wichtigsten Dopingstoffe, die in unserem Gehirn entstehen. Wer Sport treibt, sollte sie kennen. Und es ist wichtig, dass wir alle wissen, wie diese Stoffe entstehen, wie die

Produktion gestört, wie sie aber auch von uns selbst gefördert werden kann.

Nehmen wir an, Sie haben absolut keine Lust auf Arbeit, aber auch nicht auf Sport. Dann können Sie davon ausgehen, dass Sie einen massiven Mangel an **DOPAMIN** haben. Dopamin ist ein Tausendsassa unter den Nervenbotenstoffen. Es handelt sich dabei um eine Vorstufe des Adrenalins. Es entsteht im Mittelhirn. Wenn wir zu wenig Dopamin vorrätig haben, dann haben wir nicht einmal Lust und Energie, die Laufschuhe oder das Radfahrdress anzuziehen, geschweige denn wollen wir hinaus, um uns zu bewegen. Daher ist es wichtig, dass wir regelmäßig Sport treiben, damit immer genug Dopamin zur Verfügung steht. Dann haben wir nämlich auch Lust, uns auf den Freizeitsport vorzubereiten, und Spaß daran, ihn auszuführen. Wir sind voll motiviert, und während der sportlichen Tätigkeit fühlen wir uns aufgrund des Dopamins einfach großartig.

Dopamin ist wichtig, weil es uns Mut und Kraft gibt, wenn wir uns beispielsweise eine Leistung nicht zutrauen und uns nicht genug darauf konzentrieren können. Wer über genügend Dopamin verfügt, der hat keinen Durchhänger. Wer hingegen nie Sport treibt und immer nur irgendwo herumsitzt, der behindert seine eigene Dopaminproduktion. Umgekehrt bedeutet das: Es gibt nichts Einfacheres, den Dopaminspiegel zu heben, als den inneren Schweinehund zu überwinden und Sport zu treiben. In welcher Form auch immer: Man muss sich bewegen.

Zugegeben: Es gibt einige Tricks, um den Dopaminspiegel anzuheben, damit man Lust auf Sport kriegt. Dazu gehören Sex sowie der kulinarische Genuss von fettreichen Fischen wie Lachs, Makrele, Hering sowie von Walnüssen. Fische und die Nüsse liefern Omega-3-

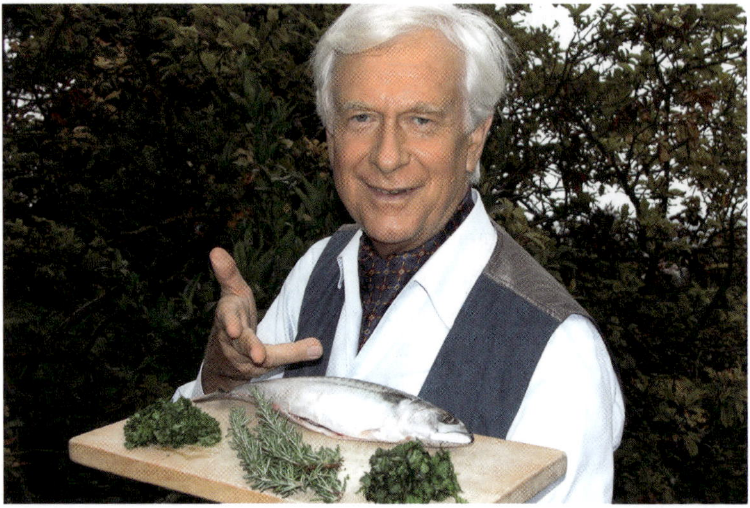

Fettsäuren, die bei der Herstellung von Dopamin großartige Dienste leisten. Auch durch frühes Zubettgehen kann man den Dopaminspiegel anheben, denn man muss wissen: Das meiste Dopamin wird im Gehirn zwei Stunden vor Mitternacht produziert.

Dopamin wird im Körper auch wieder abgebaut. Und dabei entsteht das nächste wichtige Glückshormon: das **SEROTONIN**, das vielen vom Namen her vertraut ist. Serotonin vermittelt uns Glücksgefühle beim Sport, bei Erfolgen im Alltag und bei der Liebe. Serotonin ist für unsere gute Laune zuständig. Bei einem Mangel an Serotonin kommt es sofort zu Störungen im vegetativen Nervensystem, im gesamten Verdauungstrakt und beim Schlaf. Jeder kleinste Schmerz wird viel intensiver empfunden. Wir haben schlechte Stimmung und fühlen uns einfach nicht wohl.

Wir brauchen Serotonin, wenn wir viel Stress haben, wenn uns das Selbstvertrauen fehlt, wenn wir von depressiven Verstimmungen geplagt werden. Auch Migräneattacken werden sehr oft durch einen Serotoninmangel verursacht oder verstärkt. Das erklärt auch, warum man Migräne in vielen Fällen mit Sport – vor allem mit Wandern – bekämpfen kann.

Mit dem Sport und dem Serotonin ist das jedoch eine ganz spezielle, verflixte Sache. Wir brauchen Serotonin, um fit für den Sport zu sein. Doch allein mit Sport können wir kein Serotonin herstellen. Serotonin ist der einzige Botenstoff, der in erster Linie über die Nahrung stimuliert werden muss. Es wird aus speziellen Eiweißstoffen in den Nervenzellen hergestellt. Einer der Grundstoffe dafür ist der Eiweißbaustoff Tryptophan. Wir finden ihn in der Schokolade – nach Möglichkeit mit einem Kakaoanteil von 70 bis 80 Prozent – und in der Banane. Sie gilt als klassisches Serotonin-Lebensmittel. Aber auch Hülsenfrüchte, Milchprodukte, Käse, Fleisch, Fisch, Vollkorngetreide, Naturreis und Kartoffeln zählen dazu. Wenn Sie einen Heißhunger auf Süßes verspüren, dann verfügen Sie meist über einen niedrigen Serotoninspiegel. Und genau da muss man vor übertriebenem Sport warnen: Speziell bei Frauen kann zu viel Sport die Ausschüttung von Serotonin stören und bremsen. Das hat man auch bei extremer Stressbelastung beobachtet. Das heißt: Wir brauchen eine ganz bestimmte Ernährung, damit wir genügend Serotonin für den Sport kriegen. Und wir sollten nicht mit allzu anstrengendem Sport unseren Serotoninvorrat gefährden.

In der Biochemie gibt es die Bezeichnung »natürliches Opium«. Wissen Sie, was damit gemeint ist? Die stärkste Droge, die in unserem Körper produziert wird, das **ENDORPHIN**. Und weil es in hohen Mengen auftritt, sprechen wir generell von Endorphinen. Diese Substanzen sind derart potent und aktiv, dass wir vorsichtig damit umgehen müssen. Speziell, wenn es um das Thema Sport geht. Die Endorphine machen uns richtig »high«. Wenn wir eine anstrengende körperliche Leistung erbringen müssen oder wollen, dann sorgt unser Gehirn – damit wir auch wirklich durchhalten – für einen mächtigen Endorphinausstoß. Auch dieser Mechanismus in unserem Körper wurde uns in vergangenen Zeiten gegeben, damit wir über genügend körperliche sowie geistige Kraft und Energie verfügen, um einer plötzlichen Gefahr entkommen zu können. Die Endorphine ließen uns dabei die Wahl, entweder den Säbelzahntiger zu besiegen oder erfolgreich vor dem Ungeheuer davonzurennen. Beides war zweifelsohne in Urzeiten eine bemerkenswerte sportliche Leistung. Wer genügend Endorphine hat, der verspürt keinen Schmerz, wird nicht müde und kann erstaunliche Kräfte in sich wecken. Wir schaffen plötzlich Dinge, die uns niemand zugetraut hätte. Wir selbst uns übrigens oft auch nicht.

Doch man muss wissen: Endorphine können süchtig machen. Ganz so harmlos ist dieses Naturdoping also nicht. Mit einem sportlichen Ausdauertraining kann man die Endorphine anheizen. Läufer kennen das: Sie erleben, wenn sie lange genug unterwegs waren, den typischen Kick im Gehirn. Die Folge: Man will das wieder erleben und möchte daher täglich joggen. Ähnlich geschieht es, wenn man sich verliebt. Da kommt es auch zu einem Höhenflug der Gefühle. Wehe aber, wenn diese Liebe zerbricht – oder wenn jemand nicht die Möglichkeit hat, regelmäßig zu joggen. Da kommt es regelrecht zu Entzugserscheinungen. Doch das ist nicht so gefährlich, wie es klingt. Man kann die Stimmung ausgleichen, wenn man für einen guten Serotoninspiegel sorgt. Und das ist über die Ernährung möglich.

Wer beim Sport heftig Endorphine im Gehirn produziert, muss gut in seinen Körper hineinhorchen, damit er nicht übertreibt und am Ende Kreislaufprobleme bekommt, stürzt und sich verletzt, weil er sich geradezu in einem Sinnestaumel befindet.

Haben Sie auch schon einmal an einer Straßenkreuzung beobachtet, wie beim Grünwerden der Ampel ein Sportwagen an allen anderen vorbeizieht, weil der Motor in wenigen Sekunden von null auf hundert beschleunigt? Genau diese Möglichkeit schafft in unserem Körper – wieder in erster Linie für Gefahrensituationen gedacht – das Stresshormon **NORADRENALIN**. Es kommt aus der Nebenniere und steht bei Stress sofort zur Verfügung. Die Nerven sind voll angespannt. Das Herz klopft schneller. Der Blutdruck steigt, die Muskeln machen sich einsatzbereit. Auch da wird uns in Erinnerung an vergangene Zeiten die Möglichkeit gegeben, zu kämpfen oder zu flüchten.

Wer Sport treibt, sollte wissen: Wir brauchen das Noradrenalin nicht für die Bewegung. Im Gegenteil: Es stört und macht unfallanfällig, weil man bei einem zu hohen Spiegel dieses Hormons eine schlechte Reaktion aufweist und im Denken blockiert wird. Aber umgekehrt ist es eine wichtige Botschaft für alle, die sich gern bewegen: Wer tagsüber viel Ärger am Arbeitsplatz mit Kollegen oder mit dem Chef hat, wer im Privatleben in Frustsituationen gerät, der kann den Noradrenalinspiegel auf einfache Weise senken, indem er den frühen Abend mit unseren Natursportarten ausfüllt. Auch Gymnastikübungen oder Entspannungspraktiken wie Yoga oder autogenes Training können helfen. Sie sehen: Sport bietet eine wunderbare Lebenshilfe gegen Stress, der ja große Gefahren mit sich bringen kann: Herz-Kreislauf-Probleme, geschwächte Immunkraft, Nervosi-

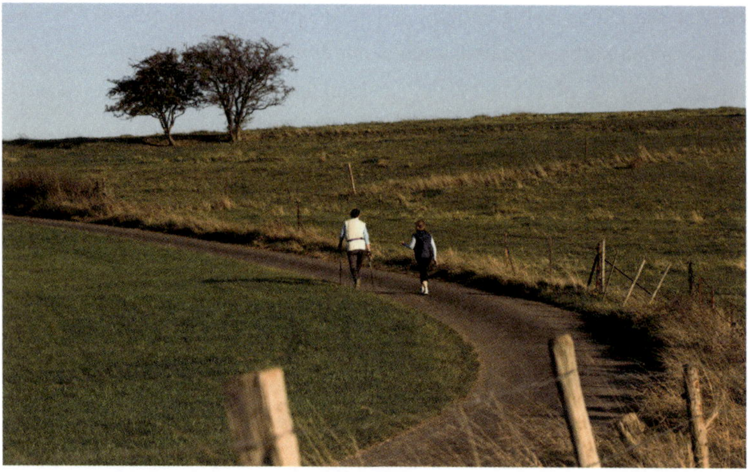

tät, Kopfschmerzen, Vedauungsschwierigkeiten, Depressionen und ein erhöhtes Risiko für Diabetes.

Das Noradrenalin hat einen Kollegen und Mitstreiter: das Stresshormon **ADRENALIN**. Es tritt immer gleichzeitig mit dem Noradrenalin auf, und zwar in folgender Aufgabenverteilung: 78 bis 80 Prozent der Stresshormon-Mannschaft macht das Adrenalin, 20 bis 22 Prozent das Noradrenalin aus.

Auch beim Thema Stresshormone können wir längst vergangene Zeiten mit der Gegenwart vergleichen: Wenn der Urmensch Stress im Wald mit wilden Tieren oder Räubern hatte, so kommt er heute durch unangenehme Mitmenschen – Neider, Sturköpfe, Wichtigtuer, rückgratlose Feiglinge – in eine ähnliche Situation. Adrenalin und Noradrenalin stellen Energiereserven bereit, damit wir mit unliebsamen Situationen und Menschen fertig werden.

Man muss natürlich auch zugeben: Ein kleiner Stoß an Adrenalin und Noradrenalin tut manchen Menschen, die einfach nicht in Schwung kommen, nur gut. Es darf allerdings bloß ein kleiner Stresshormonstoß sein, damit der Betroffene nicht gleich die Fassung verliert.

Eines aber sollte uns allen bewusst sein. Wer regelmäßig Sport treibt, wird stressfest, bleibt aktiv und verhindert auf natürliche, gesunde Weise, dass zu viele Stresshormone ausgeschüttet werden.

Ganz und gar nicht unterschätzen sollte man die Bedeutung des Glückshormons **MELATONIN**. Diese Körperdroge wird von der Zirbeldüse produziert und ist der Motor für unsere innere Biouhr. Melatonin sorgt dafür, dass wir länger jung bleiben und nachts einen tiefen, regenerierenden Schlaf finden. Daher ist logisch: Tagsüber wird die Produktion von Melatonin heruntergefahren. Abends wird sie angehoben, wenn wir sie nicht stören. Daher sollte man, wenn man sich nach einem anstrengenden Tag und anschließendem Stress abbauendem Freizeitsport den wohlverdienten Schlaf gönnen möchte, im Schlafzimmer für absolute Dunkelheit sorgen. Also kein Licht im Raum, kein laufender Fernsehapparat, kein Lichteinfluss vom Fenster her durch Leuchtreklamen oder Straßenlampen. Licht stört die Melatoninproduktion. Wer seinen Melatoninhaushalt optimal managen möchte, der sollte am frühen Abend spazieren gehen, Rad fahren oder laufen und danach zu Hause eine Tasse Hopfen-, Melissen- oder Passionsblumentee mit etwas Honig gesüßt trinken. Und dann mit positiven Gedanken, ohne Diskussionen, ohne Streit in einem dunklen Schlafzimmer auf einer gesunden Matratze entspannt einschlafen.

Ruhm und Ehre dem Eigensportler!
Eine längst fällige Würdigung

von Fritz Eckenga

Eine große Ungerechtigkeit ist die Abwesenheit des Eigensportlers im Sportteil. Der Eigensportler findet in der Berichterstattung nicht statt. Er wird von der Fachpresse nicht wahrgenommen, schlimmer, er existiert nicht für sie. Über den Eigensportler gibt es offenbar nichts Wesentliches mitzuteilen.

Der Fremdsportler dagegen wird in aller erbärmlichen Ausführlichkeit gewürdigt. Kevin Kuranyi lässt seine fragwürdige Gesichtsfrisur anderthalb Zentimeter näher an den Mund heranflaumen? Christoph Metzelder qualifiziert sich durch überdurchschnittliche Streberei für den Leistungskurs Mittelhochaltspanisch bei der Volkshochschule Madrid? Christoph Daum lässt seinen trägen Mannschaftshaufen zu Motivationszwecken mit nackten Füßen über dampfende Geißbocklosung laufen? Derlei überflüssiges Gedöns wird umstands- und gedankenlos jederzeit steil in den Rang einer Nachricht erhoben.

Dass aber zum Beispiel der vorbildliche Eigensportler Peter G. aus D. in den frühen Morgenstunden des gestrigen Tages seinen persönlichen Rekord im Pulsniedrighalten beim Zehn-Kilometer-Dauerlaufen von 123 noch einmal um sensationelle four beats per minute auf 119 heruntergebrochen hat, ist keinem Sportteil eine Zeile wert. Deswegen steht sie ja jetzt auch hier. Peter G., ich bin stolz auf dich! Und ich nutze die Macht dieser Publikation, um der überregionalen Welt mitzuteilen, dass du ein ganz ein Großer bist! Bist du nämlich auch! So!

Die Welt, der diese famose Leistung heute zur Kenntnis gelangt, wird mir beipflichten, wenn ich ihr jetzt auch noch schildere, unter welch dramatischen Bedingungen der einzigartige Eigensportler Peter G. sie erbracht hat. Erstens musste er vor dem triumphalen Sieg über seinen Puls der kleineren seiner beiden kleinen Töchter dahingehend ein herzensguter Vater sein, als dass er, bereits vollständig in Rekordversuchs-Funktionswäsche gekleidet, ihrem entzückenden, aber durchaus langwierigen Blockflötenvortrag mit dem vortags erlernten Lied »Freude schöner Götterfunken« wohlwollend und abschlussapplaudierend beiwohnte und zweitens – zweitens leidet Peter G. unter Knie.

Das Peterknie ist ein langwieriges. Es ist ein böses, ein durch von jahrelangen Aschenfußballplatzmartyrien geschreddertes, nur von Restknorpeln zusammengehaltenes, von Meniskusteilabrissen, Bändererrosionen, Bakerzysten und Scheibenfehlstellungen zerrümpeltes, eigentlich also schon längst totes Knie. Ein einziger, um es noch mal ganz unmissverständlich zu sagen, lediglich mit schrundiger Haut bedeckter Friedhof der Gelenkteilchen.

Uns Normalsterblichen ist es nicht ansatzweise gegeben, die unendliche Passion des Eigensportlers G. zu ermessen, dessen geradezu jesusmäßige Leidensfähigkeit zu würdigen, ahnen wir doch nicht annähernd, was es bedeuten muss, ein schon vor Jahren von ihm gegangenes Körperteil über Wald, Pflaster- und Asphaltböden zu schleppen. Und das alles nur, um dem von ihm zärtlich »mein Angstknie« genannten Schrotthaufen ein ums andere Mal zu zeigen, wer hier immer noch der Herr im eigenen Körpergebäude ist. Dass dabei wie im Vorbeilaufen quasi ein persönlicher Pulsabsenkrekord nach dem anderen purzelt, scheint da nur noch eine Randnotiz. Aber selbst die wäre der Welt nicht zur Kenntnis gelangt, wenn sich nicht endlich jemand erbarmt hätte, dem unbekannten Eigensportler ein sportjournalistisches Denkmal zu setzen. Mit anderen Worten: ich.

Dass dabei die Großtaten einer ebenfalls bisher nicht als prominent auffällig gewordenen Leistungsträgerin der Platznot zum Opfer fallen müssen, ist bedauerlich, lässt sich aber nicht verhindern. Von der trotz zahlloser, dramatischer Wirbelblockaden oberhalb der Kreuzdarmbeinfuge nicht vom Eigensport abzuhaltenden Multifunktionsathletin Gabriele Maria K. aus B. wird deswegen an anderer Stelle zu berichten sein.

Die Sportler sind ein komisches Völkchen

Da haben Sie ja so recht. Glaubt man der Beschreibung von Fritz Eckenga, lassen sie sich nämlich durch nichts und niemanden abschrecken, ihre bewegenden Ziele zu erreichen.

Körperliche Gebrechen und familiäre Probleme werden ausgeblendet, nur damit sie egoistisch ihren Weg gehen, laufen oder radeln können.

Ganz so schlimm ist es natürlich nicht. Klar gibt es diese Spezies, Sie aber sollten sich gerade als Einsteiger in das Thema nicht davon beeindrucken oder abschrecken lassen. Denn Sie sollten am besten alles so gesund wie möglich überstehen. Dennoch gibt es einige »mentale« Besonderheiten, über die auf den nächsten Seiten berichtet wird.

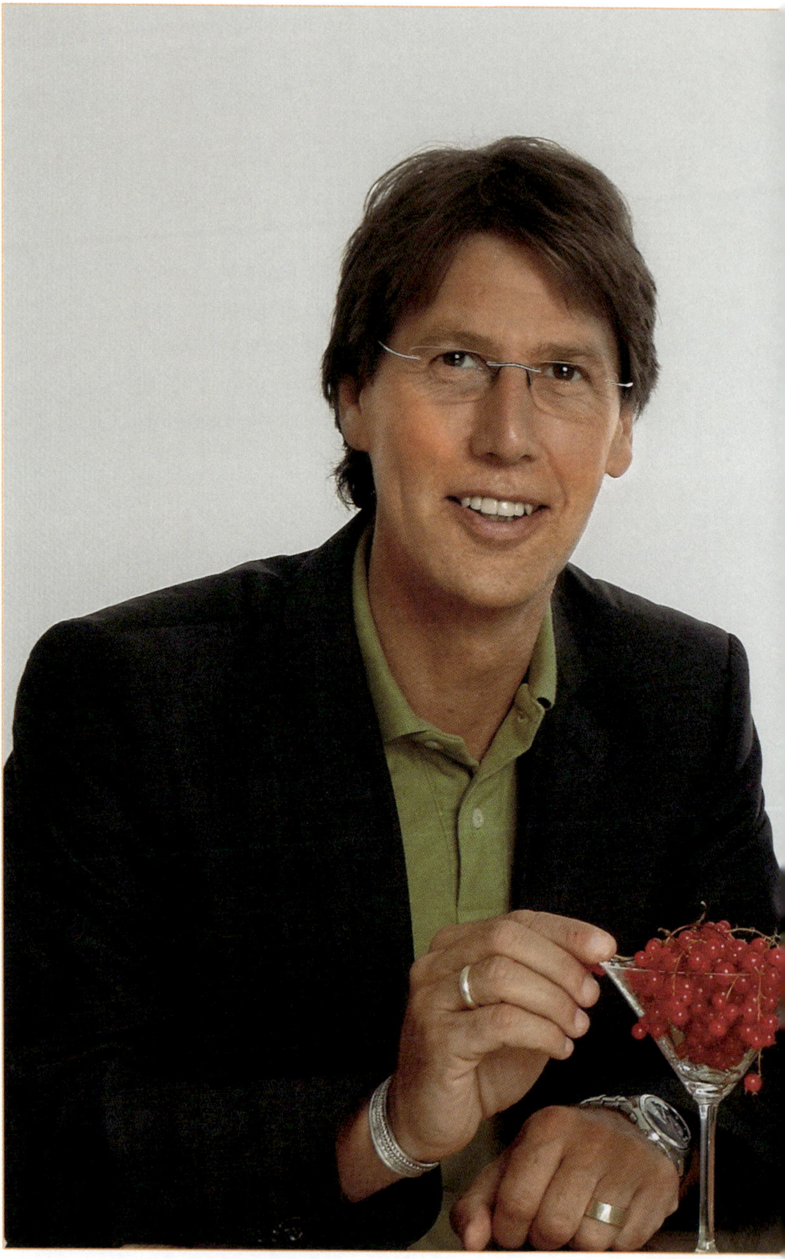

Was Sie über sich als Sportler und die Natur wissen sollten

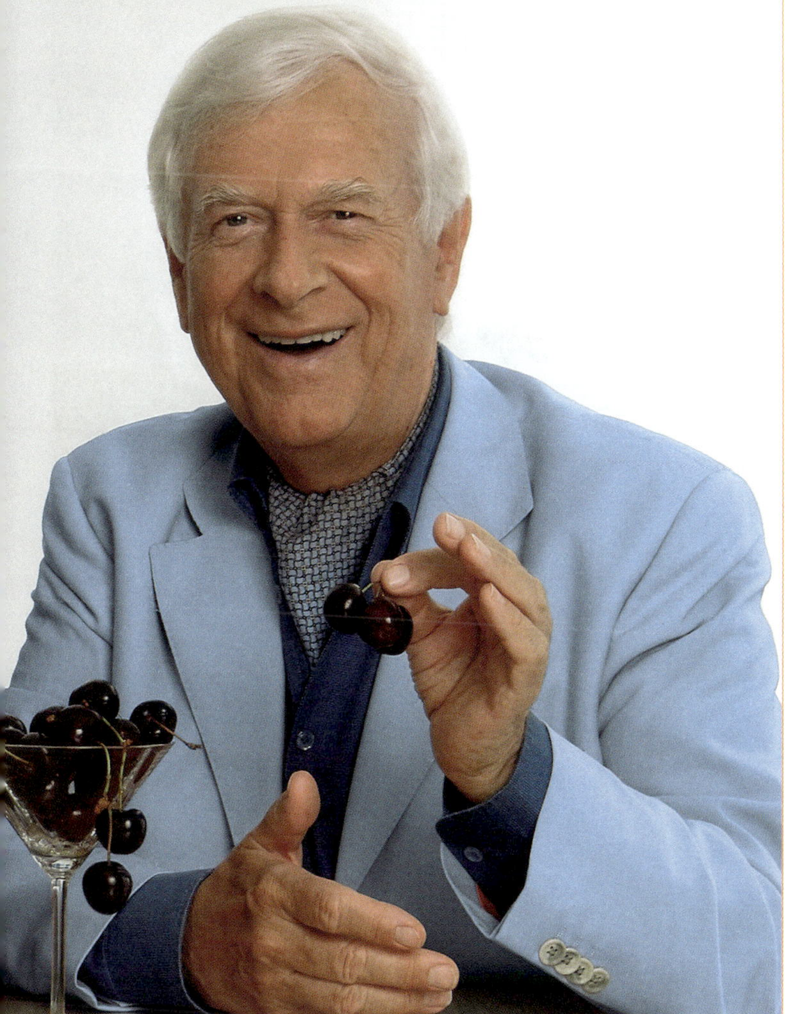

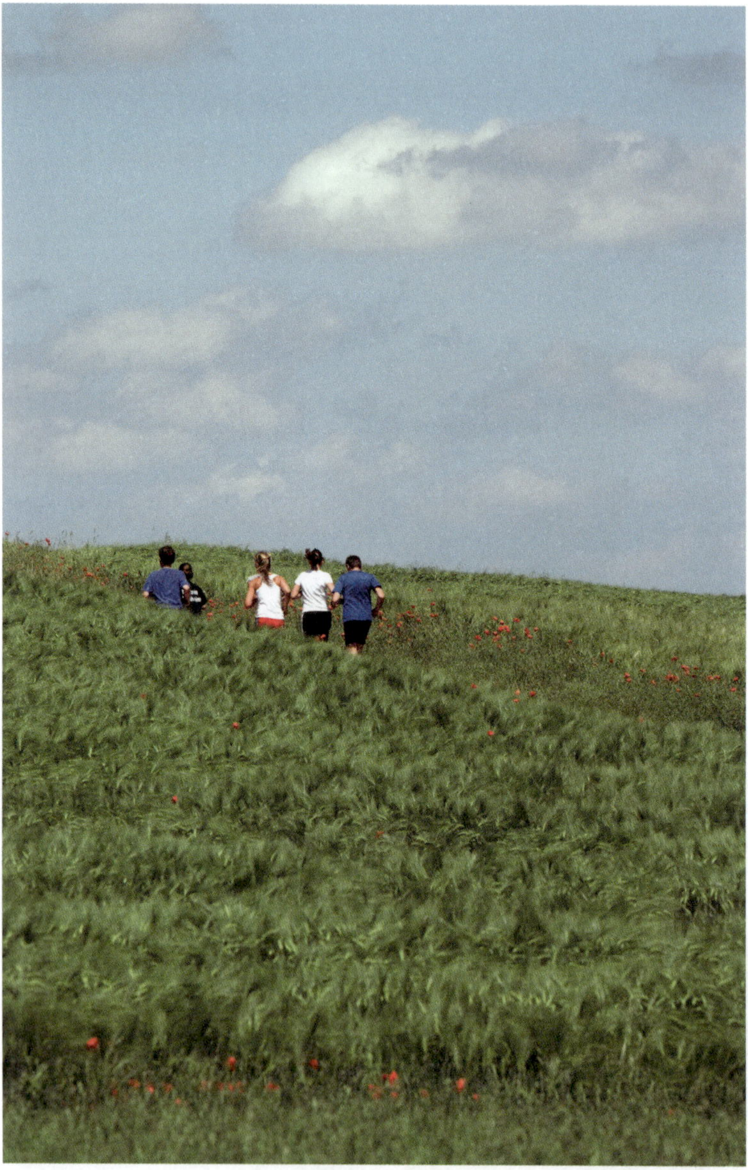

1 *Sport in der Natur*

von Peter Großmann

»Wenn ich im Frühling durch den Wald laufe und an Gänsen vorbeikomme, könnte ich heulen vor Glück.«

Runners high (frei übersetzt mit »des Läufers Hochgefühl«), folgert jetzt natürlich sofort der Sportkundler und meint damit den Ausdauersportler, der Endorphine ausschüttet, körpereigene Glückshormone, die gerade bei langen Belastungen vermehrt auftreten. Wir erwähnten das bereits. High sein allerdings hat in diesem Zusammenhang noch eine ganz andere Komponente. Denn der Mann, von dem dieses Zitat stammt, war lange heroinabhängig und wurde nach einer erfolgreichen Therapie einer der besten Triathleten der Welt. Sein Name ist Andreas Niedrig.

Er löste sich von der Sucht und fand im Sport eine für ihn perfekte natürliche Droge. Er betreibt Natursport. Läuft durch Wälder, schwimmt durch Seen und radelt durch heimische Gegenden. Zugegeben auf ziemlich hohem Niveau und als Leistungssportler. Aber dennoch spürt er die positiven Wirkungen der Natur immer noch, hat Empfindungen, die wir nur haben, wenn wir draußen sind, uns den Wind um die Ohren wehen lassen, das Rapsfeld riechen, den Bach plätschern hören und viele Dinge neu sehen und entdecken.

Miesepeter also, die behaupten, die Natur sei gar nicht so fördernd für das sportliche Wohlbefinden! »Die Natur hat ihre eigenen Gesetze und duldet kein unbefugtes Eindringen«, mahnt ein Leserbrief an ein Medizinjournal. Schließlich habe es schon Vogelangriffe auf Jogger gegeben, Wildschweine und Hunde hätten Läufer attackiert, Zecken lauerten überall, und im Winter drohten dem Außensportler Erfrierungen an den unangenehmsten Stellen. Ganz zu schweigen von Mückenstichen und umherfliegenden Golfbällen. An der Aufzählung merken Sie sicher schon, dass diese Warnung so ernst nicht gemeint sein kann. Denn obwohl diese »Störungen« durchaus vorkommen können, sind sie nicht auf den Sportler beschränkt, sondern betreffen jeden, der sich in der Natur aufhält. Und Hand aufs Herz: Wir finden den Aufenthalt im Straßenverkehr gefährlicher!

Rund 15 Millionen Menschen treiben in Deutschland Sport in der Natur, und betrachtet man ausschließlich die Urlaubszeiten, so geben 46 Millionen an, im Urlaub zu wandern, Erholung zu suchen, sich zu entspannen und schöne Landschaften zu genießen. Andere aber wollen Spaß und suchen den Kick, fliehen aus dem Alltag mit Abenteuer und Nervenkitzel. Das gilt natürlich vor allem für die Sportarten, die wir sofort mit Natur verbinden, wie Bergsteigen, Klettern, Skilaufen, aber auch Kanusport, das modern gewordene Canyoning und Surfen oder Wellenreiten. So hat jeder sein eigenes Motiv für seinen Sport an der frischen Luft. Und auch wenn es inzwischen Kletter- und Skihallen gibt: So richtig schön wird es erst draußen. Anscheinend existiert eine Art ursprüngliche Verbundenheit des Menschen mit der Natur. Wer sich hingegen nicht in der Natur bewegen darf, wird sie nie schätzen lernen. Und wer der Natur keinen Wert beimisst, der wird sich nie für ihren Schutz einsetzen. In diesem Zusammenhang darf man den Konflikt zwischen Naturschützern und -sportlern nicht unterschätzen.

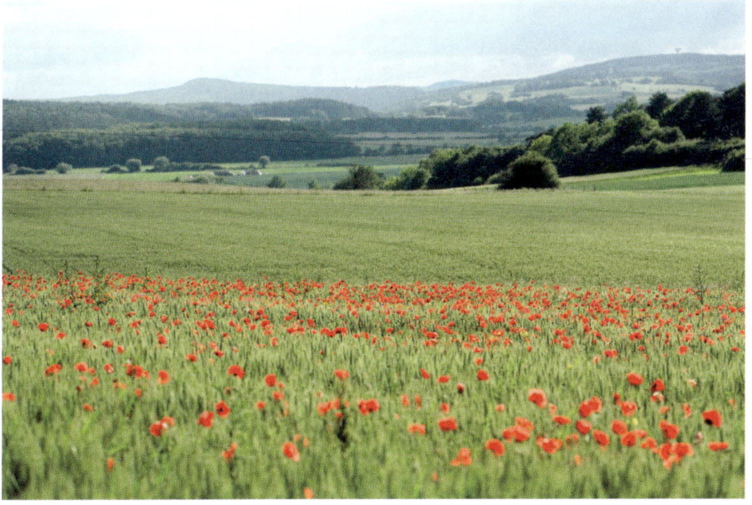

Immer mehr Menschen klettern in Felsen, radeln durch Wälder und betreten geschützte Gegenden. Einen Massenansturm beklagt das Bundesamt für Naturschutz und zweifelt auch manchmal an den hehren Zielen der Natursportler. Denn oftmals werde nur das technische Gerät wie beispielsweise das Mountainbike erlebt und nicht die Natur.

Daran wird deutlich, dass der Sport nie Selbstzweck werden sollte, sondern im Idealfall eine ständige Auseinandersetzung mit der Natur erfordert. Das gilt nicht nur für den Gleitschirmflieger und Radfahrer, sondern auch für den Wanderer. Alle haben eine Verpflichtung der Natur gegenüber. Und wer sich in der Natur bewegt, sollte gewisse Regeln beachten, damit diese Bewegung im besten Fall im Einklang mit der Natur stattfindet, und das nicht nur in Naturparks, sondern auch im Wald um die Ecke und auf Ihrer schon vorhandenen oder demnächst hoffentlich existierenden Wander-, Lauf- oder Radstrecke.

- Respektieren Sie den Lebensbereich von Tieren und Pflanzen
- Bleiben Sie auf markierten Wegen, nehmen Sie besonders am Hang in Kehren keine Abkürzungen. Das fördert die Erosion.
- Nehmen Sie Ihren Müll wieder mit.
- Ungemähte Wiesen und bestellte Felder sind tabu.
- Fahren Sie mit dem Rad oder Mountainbike nicht querfeldein, das ist de facto verboten.

Wenn Sie diese Regeln beachten, sorgen Sie dafür, dass nicht nur Sie, sondern auch andere jetzt und künftig viel Freude auf der Strecke haben. Dann werden Sie merken, dass die positiven Effekte von Sport in der Natur deutlich überwiegen.

Nicht nur in der wärmeren Jahreszeit, sondern gerade im Herbst und Winter lohnt sich der Gang nach draußen. Denn im Vergleich zu geschlossenen Räumen, also auch Fitnessstudios, liegt der Sauerstoffgehalt in der Natur gewöhnlich deutlich höher. So kann der Körper mehr Sauerstoff aufnehmen. Auch ist die Luft meist feuchter, so dass die Schleimhäute der Nase Erkältungsviren eher abfangen können. Kühle Luft regt zudem die Schleimbildung an. Auch ein kleiner Saunaeffekt lässt sich feststellen. Denn durch die »Abhärtung« draußen ist der Körper eher in der Lage, mit wechselnden Bedingungen umzugehen, und wird nicht so anfällig. Das zeigen Studien, die beweisen, dass Sportler eine höhere Konzentration von Zellen im Blut haben, die darauf spezialisiert sind, Krankheitserreger aufzuspüren und zu vernichten. Die Aussage »mehr Training gleich bessere Immunabwehr« stimmt allerdings nicht ganz. Häufig hört man, dass Leistungssportler öfter erkranken. Das ist darauf zurückzuführen, dass eine höhere körperliche Belastung das Immunsystem über einen kurzen Zeitraum herunterfährt, so dass in diesem Augenblick eine höhere Anfälligkeit für Infekte auftritt.

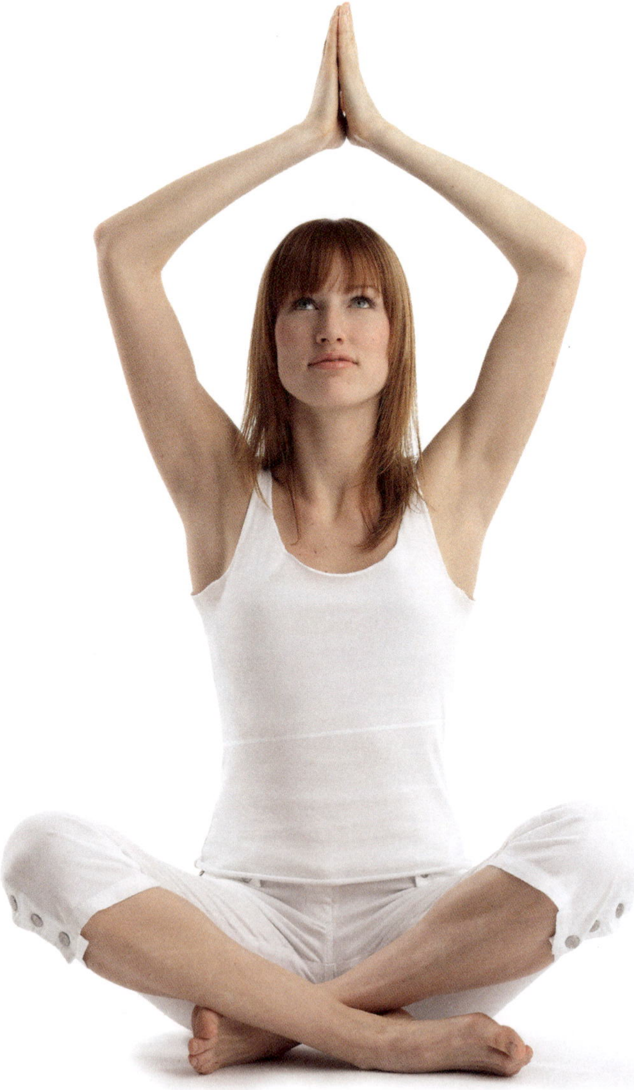

2 *Sind Sie überhaupt ein Sporttyp? Machen Sie den persönlichen Test*

von Hademar Bankhofer

Der amerikanische Ernährungswissenschaftler und Vitaminforscher Prof. Dr. Jeffrey Bland hat einmal gesagt: »Es gibt nichts Gefährlicheres im Leben des Menschen, als unentwegt im Kreise netter Leute gemütlich beisammenzusitzen. Es kann den Organismus enorm schädigen, wenn man sich nicht regelmäßig bewegt.«

Prof. Dr. Bland hat damit ausgesprochen, was wir ohnehin alle wissen: Leben ist Bewegung – Bewegung ist Leben. Die gesunden Abläufe in unserem Körper sind nur dann garantiert, wenn dieser Körper regelmäßig und abwechslungsreich in Bewegung gehalten wird. Doch was für den einen ein Freizeitvergnügen ist, empfindet ein anderer als lästige Pflicht und Belastung. Daher die Frage: Was sind Sie eigentlich für ein Typ? Sind Sie ein Sporttyp? Oder ein Bewegungsmuffel? Ist Freizeitsport für Sie das Größte, was es im Leben gibt? Betrachten Sie den Sport als notwendiges Übel, um fit zu bleiben? Oder gehören Sie zu jenen Mitmenschen, die fragen: »Sport? Bitte, was ist das?« Möchten Sie Ihr wahres Inneres kennenlernen, was Ihre Beziehung zum Freizeitsport betrifft? Dann machen Sie den folgenden Test. Sie haben insgesamt zwölf Fragen mit jeweils drei Antworten A, B oder C vor sich. Notieren Sie Ihre Antworten und versuchen Sie, ehrlich zu sein. Viel Spaß beim Mitmachen!

1. Frage

Sie sitzen mit anderen in Gesellschaft beisammen. Man redet über dies und das. Plötzlich spricht einer das Thema Sport an. Wie ist Ihre erste Reaktion?

A Sie sind höchst interessiert, hören konzentriert zu und haben auch selbst einiges dazu zu sagen.

B Sie beteiligen sich nicht an dem Gespräch, hören aber mit halbem Ohr zu, um vielleicht doch etwas zu erfahren, was Sie eventuell interessieren könnte.

C Sie stehen auf und verlassen den Raum, weil Sie das Thema nervt.

2. Frage

Sie besuchen eine befreundete Familie. Das Ehepaar zeigt Ihnen stolz den Fitnessraum. Wie verhalten Sie sich?

A Sie strahlen vor Begeisterung, setzen sich sofort auf den Hometrainer und treten in die Pedale. Dabei lassen Sie sich alle anderen Geräte genau erklären.

B Sie lassen sich die Geräte erklären und rechnen aus, was das wohl alles gekostet hat und ob es sich wirklich lohnt, privat einen solchen Raum einzurichten.

C Sie nicken höflich und nehmen alles, was Sie da sehen, nicht wirklich wahr. Sie denken vielmehr darüber nach, was es denn bald zum Essen geben könnte.

3. Frage

Wie sehr befassen Sie sich mit Ihrer eigenen Gesundheit? Besuchen Sie regelmäßig Ihren Arzt? Kennen Sie Ihre gesundheitlichen Werte?

A Sie können jedem – wie aus der Pistole geschossen – sagen, was für Blutfett-, Blutdruck- und Blutzuckerwerte Sie haben. Und es ist Ihnen auch voll bewusst, dass Sie diese Werte mit regelmäßigem Sport positiv beeinflussen können.

B Sie kennen Ihre gesundheitlichen Werte nicht, gehen selten zum Arzt, nehmen sich aber vor, dass sich das ändern wird und Sie sich mehr um Ihre Gesundheit kümmern werden.

C Sie kennen Ihre gesundheitlichen Werte nicht, und es interessiert Sie auch nicht im Geringsten, wie hoch oder wie niedrig diese sind. Sie waren schon seit über einem Jahr nicht mehr beim Arzt.

4. Frage

Frühstücken Sie jeden Morgen? Wie viel Zeit nehmen Sie sich dafür? Und was essen und trinken Sie zum Frühstück?

A Ihnen ist klar: Das Frühstück ist die wichtigste Mahlzeit des Tages. Sie nehmen sich mindestens 30 Minuten Zeit. Und Sie

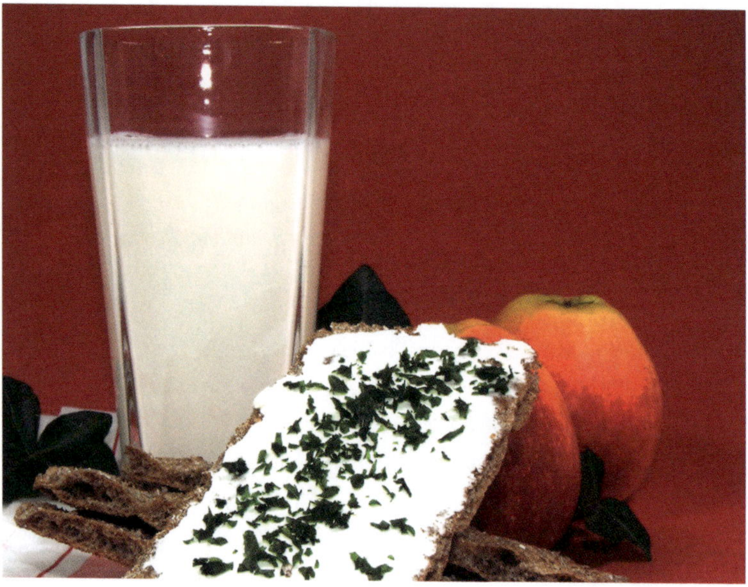

konsumieren entweder Müsli mit frischen Früchten oder Vollkornbrot mit Schinken, Käse und knackigem Gemüse. Dazu gibt es neben Kaffee oder Tee ein Glas Gemüse- oder Obstsaft.

B Sie frühstücken etwa 15 Minuten, trinken Kaffee und genießen ein bis zwei Croissants, vielleicht sogar mit Butter und Konfitüre.

C Sie nehmen sich keine Zeit fürs Frühstück, kaufen sich unterwegs Fastfood und ein Getränk aus dem Automaten.

5. Frage

Haben Sie für Ihren Freizeitsport rund ums Jahr für jede Wettersituation eine spezielle Kleidung, damit Sie nicht frieren, aber auch nicht ins Schwitzen kommen und sich einfach wohlfühlen?

A Sie haben für Frühling, Sommer, Herbst und Winter verschiedene Varianten an Sportbekleidung und achten jedes Mal genau darauf, dass Sie sich dem Wetter entsprechend kleiden.

B Sie haben nur ein sommerliches Sportdress, denn Sie treiben Ihren Freizeitsport im Freien grundsätzlich nur in der schönen, warmen Jahreszeit.

C Das Thema interessiert Sie nicht. Sie sind überzeugt, wenn Sie das eine oder andere Mal Sport treiben, dann werden Sie schon die passende Kleidung dafür im Haus finden.

6. Frage

Wenn im Frühling eine neue Freizeitsportsaison beginnt: Überprüfen Sie, ob Sie neue Sportschuhe brauchen? Und wissen Sie, wann es Zeit ist, neue Schuhe zu kaufen?

A Sie überprüfen das natürlich. Denn Sie wissen: Alte Schuhe, mit denen Sie etwa 700 Kilometer gelaufen sind, müssen ausgewechselt werden. Sie können keine Stöße mehr abfangen und stützen das Fußgewölbe nicht mehr optimal.

B Sie hoffen, die Schuhe werden noch eine Saison durchhalten. Sie wollen das Geld lieber für andere Dinge ausgeben. Es wird schon nichts passieren.

C Ihre Sportschuhe wirken noch funkelnagelneu. Daher ist das Thema für Sie nicht aktuell. Warum auch? Die wenigen Male, die Sie Sport treiben, machen sich bei der Fußbekleidung nicht bemerkbar.

7. Frage

Sie hatten tagsüber viel Ärger mit dem Chef, den Arbeitskollegen, mit der Partnerin oder dem Partner, mit den Kindern. Wie werden Sie damit am frühen Abend oder am Nachmittag fertig? Was tun Sie, um wieder ruhig und entspannt zu sein?

A Sie eilen nach Hause, duschen, ziehen Ihr Sportdress an und vertiefen sich in Ihren Lieblingssport. Und davon kommen Sie wie neugeboren nach Hause und sind gut drauf.

B Sie können jetzt nicht einfach gleich zum Sport übergehen. Sie diskutieren mit den Betroffenen oder mit Freunden die ganze Situation durch und fühlen sich total verspannt. Eventuell legen Sie sich dann zu Hause in die Badewanne.

C Sie nerven noch stundenlang die Mitmenschen in Ihrer nächsten Umgebung, reden ununterbrochen über den Ärger des Tages und kommen gar nicht auf die Idee, in diesem Fall Sport als therapeutische Maßnahme und als Seelentröster zu nutzen.

8. Frage

Wie sieht es bei Ihnen mit der Flüssigkeitszufuhr aus? Ist das für Sie ein wichtiges Thema?

A Sie wissen, wie wichtig eine regelmäßige Flüssigkeitszufuhr für Geist und Körper ist. Sie bevorzugen Wasser und achten darauf, dass Sie – auch wenn Sie keinen Durst haben – über den Tag verteilt eineinhalb bis zwei Liter stilles Wasser, gutes Leitungswasser oder ungesüßte Kräuter- oder Früchtetees trinken.

B Sie trinken grundsätzlich immer erst, wenn Sie Durst haben, und glauben einfach nicht, dass der Mensch – vor allem, wenn er sich bewegt – so viel Flüssigkeit benötigt.

C Sie sind überzeugt, dass die Menge an Kaffee und Bier, die Sie tagsüber konsumieren, vollkommen zur Versorgung mit Flüssigkeit genügt. Sie trinken Wasser nur ganz selten.

9. Frage

Wie verläuft bei Ihnen ein etwas längerer Fernsehabend?

A Sie machen während des Fernsehens kleine, einfache Gymnastikübungen, um wenigstens ein wenig Bewegung bei dem langen Sitzen zu haben.

B Sie stehen in den Werbepausen auf, gehen in die Küche, um ein Getränk zu holen, und sind überzeugt, dass etwas Bewegung guttut.

C Sie bleiben während des ganzen TV-Programms sitzen, fühlen sich wohl und haben dabei kein schlechtes Gewissen.

10. Frage

Wie ist Ihre persönliche Einstellung zum Fußball?

A Sie spielen selbst in einer Mannschaft mit Freunden, schauen sich im Fernsehen nahezu jedes Spiel an und reden auch gern mit anderen über Fußball.

B Sie sind natürlich dabei, wenn ein Länderspiel live im Fernsehen übertragen wird, weil es die anderen auch sehen und damit Sie am nächsten Tag mitreden können.

C Sie spielen selbst nicht Fußball und schauen sich auch fast nie ein Spiel im Fernsehen an. Fußball interessiert Sie nicht. Und im Übrigen finden Sie, dass an einem langen Fernsehabend das Drücken der Fernbedienung Bewegung genug ist.

11. Frage

Welche Veränderung in Ihrem Organismus erwarten Sie sich von regelmäßigen körperlichen Aktivitäten?

A Wohlbefinden, Vitalität, bessere Körperbeherrschung, gesteigertes Reaktionsvermögen, Aufbau der Muskeln und Abbau vom Fettpolstern.

B Geselliges Beisammensein mit Gleichgesinnten, mehr Spaß und Lebensfreude.

C Abbau von Übergewicht, Bekämpfen von depressiven Gedanken.

12. Frage

Wenn Sie von Kopfschmerzen, Nacken-, Schulter- oder Rückenverspannungen gequält werden, was tun Sie – unabhängig davon, dass Sie den Arzt aufsuchen – aus eigenem Antrieb als Soforthilfe?

B Sie begeben sich in die freie Natur und treiben den Sport, der Ihnen am meisten Spaß macht. Oder Sie machen Körperübungen, von denen Sie wissen, dass sie gegen die Schmerzen helfen können.

B Sie greifen zu einer Schmerztablette und bekämpfen damit relativ rasch die Symptome.

C Sie tun gar nichts, bewegen sich möglichst wenig, erleiden Schmerzen und warten darauf, was der Arzt entscheidet.

Und hier die Auflösung des Tests: Nachdem Sie alle zwölf Fragen ehrlich und offen beantwortet haben, zählen Sie, welchen Buchstaben Sie am häufigsten gewählt haben. Und dann lesen Sie, was Ihnen dieser Buchstabe sagt, wenn es um die Frage geht: Sind Sie überhaupt ein Sporttyp?

Typ A: Der leidenschaftliche Freizeitsportler

Sie haben eine überaus positive Einstellung zum Freizeitsport. Sie haben Ihren persönlichen Sport gefunden und üben diesen auch regelmäßig aus. Sie wissen, dass Sie sich seelisch, geistig und körperlich wohlfühlen, weil Sie sich bewegen. Und Sie haben dadurch eine gute Einstellung in Bezug auf einen gesunden Lebensstil, was sich positiv auf Ihre körperliche Verfassung auswirkt. Sie sind bereit, für Ihren Sport Geld auszugeben. Es könnte allerdings sein, dass Sie mit Ihren Gesprächen zum Thema Sport einigen Ihrer Mitmenschen auf die Nerven gehen.

Typ B: Der einsichtige Freizeitsportler

Sie wissen ganz genau, wie gesundheitsfördernd Sport sein kann, schieben diesen Gedanken aber mitunter aus Bequemlichkeit von sich. Sie haben auch noch nicht Ihren Lieblingssport gefunden, Sie sind noch ein Suchender. Vor allem sehen Sie im Sport einen Modetrend und machen oft mit, damit die anderen mit Ihnen zufrieden sind. So ganz glücklich sind Sie nicht dabei. Sie wollen auch nicht zu viel Geld für Ihre sportlichen Aktivitäten ausgeben. Sie sollten mit Freunden eine Sportart wählen, die eine vergnügliche Freizeitgestaltung darstellt und die Sie in netter Gesellschaft lieben lernen. Dies könnte eine Möglichkeit sein, dass Sie doch noch zu einem überzeugten Freizeitsportler werden.

Typ C: Der unverbesserliche Bewegungsmuffel

Sie sind zwar kein hoffnungsloser Fall, aber mit Freizeitsport haben Sie recht wenig am Hut. Sie sind zu bequem und können sich für regelmäßige Bewegung nicht begeistern. Sie glauben auch nicht so recht daran, dass regelmäßiger Sport so wahnsinnig gesund ist. Es fallen Ihnen immer wieder Beispiele dafür ein, wie Menschen beim Sport schwer verletzt wurden, ja vielleicht sogar an den Verletzungen starben. Der Fehler, den Sie begehen: Sie befassen sich viel zu wenig mit sportlichen Themen. Überwinden Sie sich doch einmal. Lassen Sie sich zu einer Wanderung oder einer Radtour überreden. Und horchen Sie ein wenig in Ihren Körper hinein. Vielleicht flüstert er Ihnen, dass ihm diese sanfte Bewegung guttut.

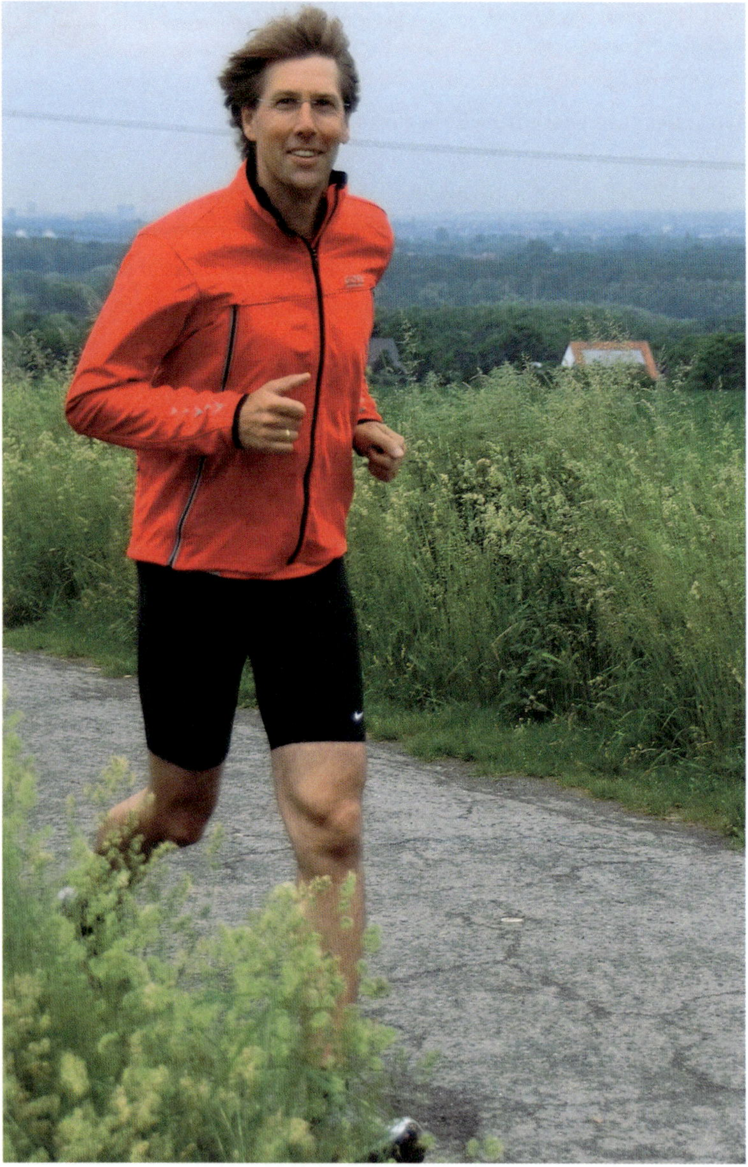

3 *Unsere Natursportarten*

von Peter Großmann

Erwarten Sie bitte von uns keinen vollständigen Überblick über sämtliche Natursportarten, deren Vor- und Nachteile und Trainingsempfehlungen. Sportarten wie Klettern oder Rafting sind nur da zu bewerkstelligen, wo Berge, Schluchten und Flüsse sind. In dieser Kombination haben das allerdings die wenigsten von uns, wenn wir unsere Wohnung verlassen. Also nichts für den täglichen Gebrauch und auch nicht wirklich »natürlich«, wenn wir erst mit dem Auto anreisen müssen. Das gilt ebenso fürs Rudern, Kanufahren, Wellenreiten, Surfen und Skifahren.

Daher werden wir uns hier ganz auf die Sportarten beschränken, für die man keine Anreise braucht, sondern die man betreiben kann, wenn man die Haustür aufmacht. Somit gibt es auch keine Ausreden, wie zum Beispiel das Auto sei kaputt oder die Skier nicht gewachst. Wenn man eine Sportart und Bewegungsform ab heute in sein Leben integrieren will, muss deren Hürde sehr niedrig liegen. Und so haben wir uns an dieser Stelle für die Klassiker entschieden, deren Nutzen groß ist und deren Erlernen keinerlei Schwierigkeit bereitet, weil die Bewegungsabläufe einfach sind und man auch im fortgeschrittenen Alter damit beginnen kann. Und, was besonders wichtig ist: Sie haben auch für Ihre Gesundheit grundsätzlich die beste Wirkung.

Unsere Top-Natursportarten sind

1. das **GEHEN** in jeglicher Form. Sie können es je nach Ausprägung gern auch Walken, Wandern oder, bei Einsatz von Hilfsmitteln, Nordic Walking nennen,
2. das **LAUFEN** oder, wenn Sie mögen, auch Joggen oder Running und
3. das **RADFAHREN**, für viele seit geraumer Zeit auch Biken oder Cycling.

Für Einsteiger in eine der drei von uns bevorzugten Natursportarten ist es besonders wichtig, sich nicht zu überfordern. Eine vernünftige regelmäßige Anforderung an Ihren Körper genügt, um die von Ihnen erwarteten Früchte zu ernten. Und die heißen nicht nur ein verändertes Körpergefühl und eine verbesserte Leistungsfähigkeit im Alter und im Alltag. Auch gesundheitlich kann sich eine Menge tun. Schon nach wenigen Wochen regelmäßigen Trainings lernt der Kreislauf, ökonomischer zu arbeiten, der Blutdruck sinkt, Sie verbrennen wesentlich mehr Kalorien als im Sitzen, und das Herz wird gestärkt. Ganz zu schweigen von der steigenden Lebenserwartung, die aber, das sei noch einmal eindeutig gesagt, natürlich nur durch regelmäßiges Training über Jahre hinweg erreicht werden kann.

Nach den Empfehlungen des American College of Sports Medicine sollen Erwachsene mindestens 30 Minuten eine moderate körperliche Aktivität an den meisten Tagen der Woche ausüben. Was aber heißt »moderate körperliche Aktivität«? Dazu zählen solche Betätigungen, bei denen man etwas schwerer atmen muss als gewöhnlich. Also nicht schnaufen beim Laufen, Gehen oder Radfahren, doch sich schon ein wenig anstrengen, damit Sie Ihre Ziele auch erreichen. Schließlich sollten Sie sich auch nicht unterfordern. Wann die persönliche Grenze erreicht wird, ist von Mensch zu Mensch unterschiedlich.

Der Schwerpunkt Ihrer Erfahrung mit der Bewegung sollte auf Ausdauertraining liegen, das nach Möglichkeit dreimal in der Woche 30 bis 40 Minuten betragen soll.

Was heißt **AUSDAUER**? Dies ist im Allgemeinen die Fähigkeit, mit seiner Muskulatur eine Leistung über einen längeren Zeitraum zu erbringen und damit widerstandsfähig gegenüber Ermüdung zu werden.

Um das Training korrekt zu gestalten, sollte bei der Schulung der allgemeinen Ausdauer mindestens ein Sechstel Ihrer Muskulatur eingesetzt werden. Aber keine Bange: Das passiert schon, wenn Sie mehr als ein Bein bewegen. Und das tun Sie beim Gehen, Laufen und Radfahren allemal.

Die Methode der Wahl heißt dabei **DAUERMETHODE**. Das Prinzip ist einfach: Sie gehen, laufen oder radeln und hören erst nach einer gewissen Zeit wieder auf und bleiben dabei einer bestimmten Geschwindigkeit treu, unterbrechen im Anfang nur durch aktive Pausen. Dabei sollten Sie nicht schnaufen müssen. Aber das hatten wir ja schon mal ...

Natürlich gehört auch ein wenig Ehrgeiz zum Sport. Doch setzen Sie sich nicht zu sehr unter Druck. Gerade für Untrainierte bringen Ausdauerbelastungen von mehr als 30 Minuten täglich keinen größeren Nutzen. Die Formel »lieber zehn Minuten täglich als einmal in der Woche 60 Minuten« wird nach wie vor von führenden Sportmedizinern unterstützt.

Eine letzte Faustregel möchten wir Ihnen noch ans Herz legen. Die Belastungsherzfrequenz sollten Sie nach der Formel 180 minus

Lebensalter errechnen und beim Sport auch einmal den Pulsschlag überprüfen. Das können Sie in einer kleinen Pause oder nach Beendigung des Trainings tun. Am einfachsten finden Sie Ihren Puls an der Halsschlagader. Messen Sie 15 Sekunden, und multiplizieren Sie den Wert mit vier. Schon haben Sie Ihren momentanen Puls pro Minute festgestellt. Mit einer Pulsuhr geht das natürlich auch, aber mit der einfachen Messmethode kommen Sie bestimmt ebenso gut zurecht.

Übrigens: Es gibt einen Unterschied zwischen dem Puls beim Radfahren und dem beim Laufen. Fährt der Radler im Sitzen und nicht im Wiegetritt, liegt der Maximalpuls etwa zehn Schläge niedriger als beim Läufer. Die Erklärung: Beim Radfahren wird weniger Muskulatur eingesetzt, es arbeiten eigentlich nur die Beine. Außerdem muss im Sitzen das Körpergewicht nicht getragen werden. Sollte also die Belastungsherzfrequenz für das Laufen beispielsweise bei 135 liegen (180 minus Lebensalter 45 = 135), so kann man sich auf dem Rad mit einem zehn Schläge höheren Durchschnittspuls belasten, um in der gleichen Zielzone zu trainieren. Es bleibt aber dabei: Im Allgemeinen spüren Sie die eigene Überforderung am gesteigerten Drang zu atmen. Zum dritten Mal also: Nicht schnaufen!

Zweimal pro Woche sollten kraft- und bewegungsorientierte Trainingseinheiten zu Ihrem Ausdauersport hinzukommen. Das klingt schlimmer, als es ist, und leuchtet ein. Denn neben der Ausdauer, die für das Funktionieren des Herz-Kreislauf-Systems von großer Bedeutung ist, sollten Muskulatur aufgebaut und stabilisiert und die Beweglichkeit verbessert werden. Für einen bisher inaktiven Erwachsenen kann schon strammes Spazierengehen mit ein paar eingestreuten gymnastischen Übungen von hohem gesundheitlichem Nutzen sein.

Diese ersten allgemeinen Erläuterungen gelten für alle Sportarten. Kommen wir nun zu den Details.

Das **RADFAHREN** ist ein typischer Ausdauersport. Lassen Sie sich nicht von den seit Jahren gerade im Radsport vorherrschenden Dopingdiskussionen verschrecken. Sie wollen ja schließlich keine Bergetappe bei der Tour de France gewinnen. Sie wollen raus in die Natur, und Ihre kleinen persönlichen Etappen sollen Sie gesünder und widerstandsfähiger für den Alltag machen. Das Einzige, was für Sie zählt, ist das Doping der Natur. Womit wir schon beim Training sind.

Ihre Etappen lassen sich oft vorbildlich in den Alltag integrieren. Der Einkauf, der Weg zur Arbeit, alles kann eine kleine Trainingsein-

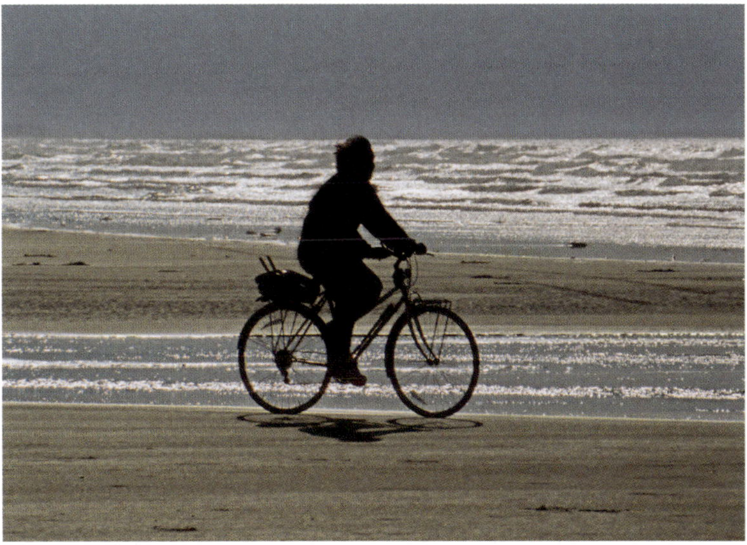

heit sein. Und trainieren heißt nicht immer schwitzen und tropfen. Die Bewegung steht im Vordergrund. Und: Nur ein kontinuierlicher Trainingsaufbau hat schließlich eine gesunde Wirkung. Sie müssen sich selbst und anderen nichts beweisen. Hier geht es um mehr. Schließlich sparen wir alle, um im Rentenalter gut vom Ersparten leben zu können. Ähnlich verhält es sich auch mit unseren Ausdauersportarten. Im Alter gut und gesund zu leben ist das Ziel, aber dafür dürfen wir nicht sparen, sondern müssen Energie verbrauchen. Auf diese Weise bekommen wir ein Gesundheitskonto fürs Alter.

Beginnen Sie also vorsichtig mit dem Training und steigern Sie sich langsam, aber beharrlich. Fahren Sie vorzugsweise in niedrigen Gängen, damit Ihre Gelenke so gering wie möglich belastet werden. Diese werden es Ihnen danken, weil sie ordentlich »geschmiert« und somit vor Knorpelabrieb geschützt werden. Die Trittfrequenz sollte 80 bis 100 Umdrehungen pro Minute betragen. Achten Sie nicht so sehr auf die Geschwindigkeit, sondern auf Ihren Puls. Ihre Rechnung für eine optimale Pulsfrequenz haben wir ja schon für Sie aufgemacht.

Wenn Sie lange nicht mehr Rad gefahren sind, so lassen Sie die Berge oder Steigungen links liegen. Denn Steigungen sind in der Anfangsphase Ihrer sportlichen Karriere eher kontraproduktiv. Das Einzige, was Sie mit der Zeit steigern können, ist die Trainingsdauer, nicht die Intensität. Wir wollen doch, dass Sie gute Grundlagen für sich schaffen. Sollten es Ihnen gelingen, wie empfohlen dreimal in der Woche 30 Minuten auf Ihrem Drahtesel zu verbringen, könnte es sein, dass sich durch die ungewohnte Belastung hier und da ein kleiner Muskelkater einstellt. Steigen Sie trotzdem aufs Rad, das geht vorbei. Aber denken Sie daran: Muskelkater bedeutet auch feinste Einrisse in der Muskulatur. Das ist in den meisten Fällen nicht dramatisch, doch könnten Sie im wahrsten Sinne des Wortes vielleicht etwas kürzertreten. Oder lesen Sie einmal im Kapitel über Behandlungsmethoden bei Sportverletzungen nach. Da gibt es gerade in dieser Hinsicht ein paar Tipps.

Hier nun ein Vorschlag, wie Ihre ersten drei Monate auf dem Rad aussehen könnten.

- **Erste Woche:** dreimal fünf Minuten schnelleres Radeln, jeweils danach zwei Minuten locker treten.
- **Zweite Woche:** dreimal sechs Minuten mit jeweils kleinen Tretpausen von zwei Minuten.
- **Folgewochen:** Steigern Sie sich bis hin zu dreimal zehn Minuten. Danach sollte die Trainingseinheit zweimal 14 Minuten betragen mit zwei kleinen Tretpausen von jeweils zwei Minuten.

Dann geht es spürbar aufwärts. Sie können nämlich ab jetzt ohne Tretpausen durchfahren. Erst 22 Minuten, dann steigern Sie jede Woche um zwei Minuten, bis Sie die 30 Minuten erreicht haben.

Achten Sie auf die richtige Sitzposition: Die Beine sollten beim Fahren nicht vollständig durchgedrückt werden, und Sie sollten möglichst aufrecht sitzen, um sich vor Rückenbeschwerden zu schützen. Ach ja, es ist keine Frage, dass Sie bei allen Trainingseinheiten einen Helm tragen, oder?!

GEHEN ist ein natürlicher Zustand. Die meisten von uns tun es regelmäßig. Nur leider viel weniger als nötig. Sportmediziner warnen schon lange, dass in den modernen Industrienationen die Menschen weder im Beruf noch in der Freizeit ausreichend belastet werden. Das führe, so der Sportmediziner Wildor Hollmann, zu weniger Ausdauer, zu weniger Muskelkraft und Flexibilität und zu verschlechterter Koordination. All das begünstige Herz-Kreislauf-Erkrankungen und Fehlstellungen am Halteapparat.

Deshalb hört man immer öfter den Satz: Ich hab's im Rücken. Die Lösung wäre nicht keine, sondern mehr und gezielte Bewegung. Das geht auch, wenn man denn will. Über das Wollen soll im Kapitel über die Motivation noch gesprochen werden. Nur eines vorweg: Ist der Einstieg erst mal geschafft, gehört vieles schnell zur Normalität, und ein überwundenes Stockwerk ohne Lift kann ganz schön stolz machen.

Gehen klingt in diesen modernen Zeiten wirklich altmodisch. Denn man geht nicht einfach, nein, zumindest walkt man. Eigentlich aber ist es das Gleiche. Gehen kann man auch ganz schnell, aber dann heißt es schon nicht mehr walken, sondern »speed hiking«, der neue Trend aus den USA. Dabei handelt es sich um eine Art superschnelles Wandern, wobei sich Sportler in den USA bereits in Wettkämpfen messen und zweitägige Wanderstrecken an einem Tag bewältigen. Gehen sollte übrigens nicht verwechselt werden mit der Wettkampfvariante im Leistungssport, bei der die Hüfte so extrem verdreht ist und von der Fachleute behaupten, dass am Ende die gewinnen, die eigentlich laufen und nicht gehen. Überhaupt halten viele das Gehen mit betontem Armeinsatz für völlig überschätzt und wenig effizient. Dies sei eher ein Alibi-Sport, um sich selbst zu beruhigen, dass man ja etwas tue.

»Um eine Auswirkung auf das Herz-Kreislauf-System zu bekommen, muss man schon eine gewisse Intensität an den Tag legen«, sagt der Sportmediziner Professor Klaus Völker. Tatsächlich reicht einfaches Spazierengehen nicht aus, außer bei gänzlich Untrainierten. Eine Studie des Zentrums für Gesundheit der deutschen Sporthochschule Köln stellte fest, dass bereits 3000 Schritte mehr am Tag den Cholesterinspiegel signifikant senken können. Anders ausgedrückt vermag allein schon eine geringe Erhöhung der Alltagsaktivität das Risiko für Gefäßverkalkungen deutlich zu minimieren.

Nach einer Eingewöhnungszeit mit niedrigen Pulsfrequenzen kann auch beim Gehen »ein Zahn zugelegt werden«, ganz so, wie wir schon am Anfang dieses Kapitels ausgeführt haben: nicht schnaufen, aber schneller atmen. Das Schöne am Gehen oder Walken ist, dass es sich für alle Gewichtsklassen eignet. Denn sowohl Schlanke, Sportmuffel als auch Menschen mit starkem Übergewicht finden hier eine optimale Einstiegssportart. Man braucht keine großen Voraussetzungen und muss keine komplizierten Bewegungsabläufe erlernen, sondern kann eigentlich einfach loslegen. Bänder, Sehnen und Wirbelsäule werden geschont, und im Gegensatz zum Laufen liegt die Belastung der Gelenke nur beim Ein- bis Eineinhalbfachen des Körpergewichts. Gehen oder Walken ist also eine sanfte Form des Ausdauertrainings mit ausreichendem Trainingsanreiz und geringer Überlastungsgefahr.

Das gilt nicht für das **NORDIC WALKING**, denn hier ist es eminent wichtig, dass die Technik richtig erlernt wird. Ansonsten ist der Einsatz der Stöcke nicht nur umsonst, sondern schadet womöglich mehr, als er vielleicht nutzt. Setzt man sie nämlich richtig ein, also wie vorgesehen, dann ist dies gar nicht so gelenkschonend, wie man oft lesen kann. Richtiges Nordic Walking belastet eher die Gelenke durch aktives Abstoßen und schräges Aufsetzen des Stocks. Benutzt man die Stöcke aber nicht regelgerecht, dann könnte man sie eigentlich auch weglassen und einfach gehen/walken, ohne Nordic also. So folgert Professor Klaus Bös, Leiter des Instituts für

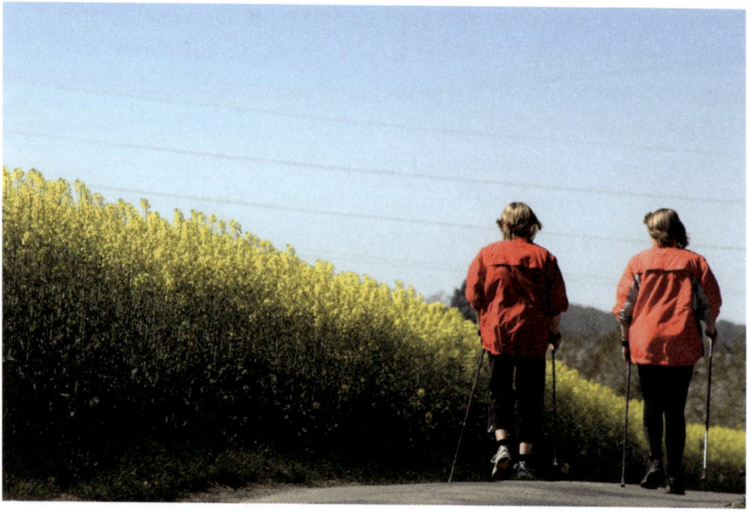

Sportwissenschaft der Universität Karlsruhe, dass man schon äußerst bewegungsbegabt sein müsse, um das theoretische Wissen aus Büchern oder Videos richtig umzusetzen. »Ich empfehle jedem, einen Kurs zu machen«, sagt Bös und warnt vor Schmerzen in den Schultern und Ellenbogen, Rückenschmerzen und Knie- und Hüftproblemen bei falschem Stockeinsatz. Dies bestätigt auch Petra Mommert-Jauch vom Deutschen Walking Institut. Eine falsche Technik könne bei den inzwischen zwei Millionen Nordic Walkern genau die Probleme verstärken, denen diese Bewegungsform eigentlich entgegenwirken soll.

Es hilft nichts: Sie sollten es also besser lernen, bevor Sie etwas Falsches zu spüren bekommen. Der natürliche Diagonalgang ähnelt dem Skilanglauf. Hierbei schwingt der rechte Arm mit dem linken Bein vorwärts und umgekehrt, die Stöcke schwingen parallel zum

Körper vor und zurück, werden zusammen mit der gegenüberliegenden Ferse eingesetzt und dabei fest gefasst, beim Zurückstoßen aber locker gelassen. Ober- und Unterkörper schwingen so bei einem optimalen Stockeinsatz gleichmäßig in entgegengesetzter Richtung. Zusätzlich zum einfachen Gehen findet durch den aktiven Einsatz der Stöcke ein verstärktes Training der Oberkörpermuskulatur statt. Vorausgesetzt, man macht beim Nordic Walking alles richtig, ist diese Art der Fortbewegung eine ideale Weiterführung des Walkens. Man verbraucht dabei im Gegensatz zum einfachen Walken ein Drittel mehr Kalorien. Wie das Gehen auch ist das Nordic Walking eine Natur- oder Outdoorsportart, die sich bestens zur Rehabilitation nach Sportverletzungen eignet. Da auch hier der Einfallsreichtum unbegrenzt ist, haben einfallsreiche Sportartenerfinder schon nachgelegt. Nordic Jogging führt das Laufen und das Nordic Walking zusammen. Die Frage bleibt, ob man das wirklich braucht. Bevor wir also zum Laufen kommen (das kann man überraschenderweise auch ohne Stöcke machen), hier nun ein kleiner Trainingsplan für Einsteiger ins Gehen, Walken oder Nordic Walken. Auch hier gilt: am besten dreimal die Woche!

- **Erste Woche:** dreimal fünf Minuten gehen mit Tempo, dazwischen jeweils zwei Minuten langsamer werden.
- **Zweite bis sechste Woche:** Steigern Sie bis auf dreimal zehn Minuten, dazwischen jeweils langsamere Phasen von zwei Minuten.
- **Danach:** Fassen Sie die ersten beiden Trainingseinheiten zusammen und steigern Sie von 18 Minuten in der siebten Woche auf 30 Minuten in der zwölften Woche. Auf diese Einheit folgt eine langsamere Phase von einer Minute. Und die

abschließende Einheit verringern Sie von zehn Minuten in der siebten Woche auf null in der zwölften Woche.

Beschäftigen wir uns nun mit unserer letzten Natursportart, dem **LAUFEN** – einer Fortbewegungsart, die ebenso natürlich ist wie das Gehen oder Walken, wenn man einmal von den Stöcken absieht. Gelaufen wurde immer und vor der Erfindung der Laufbänder meistens auch draußen.

Fisch schwimmt, Vogel fliegt, Mensch läuft! Einfacher als Emil Zatopek, der legendäre tschechische Wunderläufer, kann man es nicht ausdrücken, warum das Laufen zu uns Menschen gehört. Bevor wir auf spezielle Aspekte des Laufens eingehen, wollen wir noch eine Brücke schlagen zum Gehen. Denn es gibt hier kein Entweder-oder,

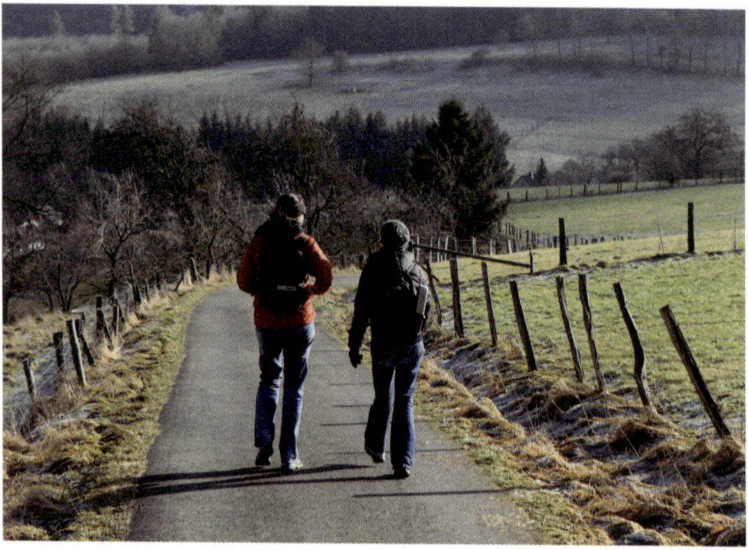

sondern eher ein Vom-einen-zum-anderen. Vielen und gerade den Einsteigern fällt das Laufen schwer. Deshalb ist das Gehen/Walken eine sehr gute Ergänzung im Lauftraining. Im Idealfall wird der Geher später einmal zum Läufer. Und wenn nicht, tut er trotzdem weiter viel Gutes für sich. So bezeichnet Harald Steffny, der erfahrene Lauftrainer, das Walken als das sanfte Bindeglied zwischen dem Nichtstun und dem Laufen. Und in jedem Trainingsprogramm für Neueinsteiger spielt das Gehen eine große Rolle, führt doch der Weg zum Läufer über Pausen mit Gehen.

Sie haben beim Walken vielleicht schon gelernt, dass Sie sich kontinuierlich belasten können. Diese Erfahrung hilft Ihnen jetzt beim Laufen. Und dass Laufen hilft, ist rein wissenschaftlich gesehen inzwischen unstrittig. Erst im letzten Jahr bestätigte Prof. Dr. med. Hans Jürgen Becker von der Deutschen Herzstiftung, dass bereits mit einer Stunde Joggen in der Woche das Auftreten einer Herzerkrankung um 40 Prozent reduziert werden kann (wenn Sie bisher schon etwas gelernt haben, müssten Sie jetzt folgern: Nicht einmal in der Woche eine Stunde, sondern lieber dreimal 20 Minuten). Optimal verhalten Sie sich, wenn Sie unsere bisherige Regel auch beim Laufen umsetzen. Dreimal in der Woche 30 bis 40 Minuten Laufen schafft einen wirkungsvollen Schutz vor Herzerkrankungen.

Und nicht nur das. Forscher am Universitätsklinikum Ulm fanden heraus, dass bestimmte geistige Leistungen vom Sport profitieren. Auch Laufen helfe dem Gehirn, effektiver zu arbeiten, erklärte Manfred Spitzer, Direktor der Klinik für Psychiatrie und Physiotherapie der Hochschule. Reize wurden von den Testpersonen nach einem sechswöchigen Training besser verarbeitet, das räumliche Vorstellungsvermögen verbesserte sich deutlich, und der Dopaminspiegel erhöhte sich (Dopamin ist unter anderem ein Botenstoff und für die

Leistungsfähigkeit des Gehirns und so auch die Motorik wichtig). Ansonsten gelten natürlich alle grundsätzlichen Methodiken für das Training, die wir für das Walken und Radfahren schon kennengelernt haben, auch beim Laufen. Aber mehr als bei den anderen natürlichen Sportarten ist gerade für das Laufen die Entdeckung der Langsamkeit von Bedeutung. In Zeiten, in denen wir unsere Aufgaben und Verpflichtungen in Eile und Hektik absolvieren, von Termin zu Termin hetzen und alles immer schnell fertig sein soll, sollten Sie sich beim Laufen Ruhe gönnen. Nicht der Schnelle wird eher an sein Ziel kommen, einen gesünderen Körper und ein verbessertes Wohlbefinden erlangen, sondern derjenige, der sich Zeit lässt. Gerade wenn Sie mit dem Laufen beginnen, sollten Sie sich nicht überfordern. Klar ist das Ziel verlockend, in der gleichen Zeit im Gegensatz zum Walken doppelt so viele Kalorien zu verbrauchen. Aber der Weg dorthin sollte sanft sein. Auch beim langsamen Laufen verbessern Sie Ihr Herz-Kreislauf-System, senken Herzfrequenz und Blutdruck, stabilisieren Ihre Knochen, stärken Ihr Immunsystem und verbrennen Fett. Aber zusätzlich finden Sie Entspannung vom Alltagsstress. Denn mit Ausdauersport sind Sie in der Lage, Ihre über den Tag angehäuften Stresshormone wieder abzubauen und zur Entspannung zurückzufinden. Und ein weiterer Effekt: Sie bekommen wieder gute Laune! Machen Sie einen Fehler also bitte nicht: Betrachten Sie die Bewegung nicht als Wettkampf unter Leistungsaspekten. Sie werden sich von ganz allein besser fühlen und Ihre Leistung steigern. Und je sanfter der Einstieg in die anfangs vielleicht quälende Körperarbeit ist, desto höher ist die Chance, dass Sie dabeibleiben und das Laufen als einen guten Freund dazugewinnen.

Sollten Sie nicht stark übergewichtig sein und keine orthopädischen Probleme haben, können Sie gleich mit dem Laufen beginnen.

Die anderen sollten sich über das Walken nähern. Hier ein kleiner Trainingsplan für Neueinsteiger:

- Beginnen Sie in der ersten Woche mit einem Wechsel zwischen Laufen und Gehen, jeweils eine Minute über den Zeitraum von 20 bis 30 Minuten.
- Dann steigern Sie in den folgenden Wochen den Laufanteil kontinuierlich und gehen zwischendurch jeweils zwei Minuten. Laufen Sie in der zweiten Woche sechsmal zwei Minuten, in der fünften Woche viermal vier Minuten, in der neunten Woche dreimal acht Minuten.
- Danach sind Sie fit für zweimal 15 Minuten mit einer kleinen Gehpause.
- Schon in zwei bis drei Monaten sind Sie also in der Lage, 30 Minuten zu laufen, und hätten das vermutlich nie für möglich gehalten.

Zum Abschluss noch einmal **DIE NEUN GOLDENEN REGELN** für das gesunde Sporttreiben, aufgestellt von der deutschen Gesellschaft für Sportmedizin und Prävention:

1 Vor dem Sport den Gesundheitscheck beim Arzt machen

Das gilt vor allem für Anfänger, Wiedereinsteiger und Menschen mit Vorerkrankungen, Beschwerden und Risikofaktoren wie etwa Bluthochdruck und Diabetes.

2 Mit Augenmaß beginnen

Wie oben beschrieben, sollten Sie das Training langsam beginnen. Bremsen Sie Ihren Ehrgeiz. Erhöhen Sie erst die Dauer, dann die

Häufigkeit und erst danach die Intensität. Am besten natürlich unter Anleitung in Vereinen oder Lauftreffs.

3 Überlastung vermeiden

Laufen und Bewegen ohne zu schnaufen ist das Ziel. Spaß statt Qual steht im Vordergrund. Grundsätzlich lieber »länger und locker« als »heftig und kurz« laufen, radeln oder walken. Sie dürfen allerdings nach getaner Arbeit durchaus angenehm erschöpft sein.

4 Sich ausreichend erholen

Nach der Bewegung sollten Sie auf genügend Erholung, ausreichende Regeneration und Schlaf achten.

5 Bei Erkältung und Krankheit Sportpausen einlegen

Selbst bei Schnupfen und Husten, aber natürlich bei Fieber und Gliederschmerzen sind Sportpausen ein Muss. Anschließend fangen Sie langsam wieder an; im Zweifelsfall fragen Sie Ihren Arzt.

6 Verletzungen vorbeugen und ausheilen

Verletzungen brauchen Zeit zum Ausheilen. Schmerzen sind Warnzeichen des Körpers, die ernst genommen werden sollen. Deshalb nicht einfach durch Spritzen wieder fit machen lassen. Vielleicht wechseln Sie für kurze Zeit die Sportart, bei Knieproblemen fahren Sie zum Beispiel Rad.

7 Auf richtige Ernährung achten und Bekleidung an Klima und Umgebung anpassen

Wenn man sich mehr bewegt, sollte die Kost kohlenhydrat- und ballaststoffreich und zugleich fettarm sein. Bei Übergewicht weniger Kalorien zuführen. Flüssigkeit nach dem Sport wieder zuführen. Mehr Tipps zu Ernährung und Bekleidung erhalten Sie in den Kapiteln über die Ernährung und das Klima.

8 Den Sport an das Alter anpassen

Sport und Bewegung sind praktisch in jedem Alter so sinnvoll wie nötig. Doch im Alter und für Kinder herrschen besondere Bedingungen. Mehr dazu im Kapitel über Kinder und ältere Menschen.

9 Sport soll Spaß machen

Bewegung sollte Vergnügen bereiten und auch mit Spaß und Spiel verbunden sein. Gelegentlich sollte man die Sportart wechseln, denn die Abwechslung schafft neue Motivation. Schließen Sie sich einer Gruppe an und denken Sie daran, den Sport auch in den Alltag einzubeziehen.

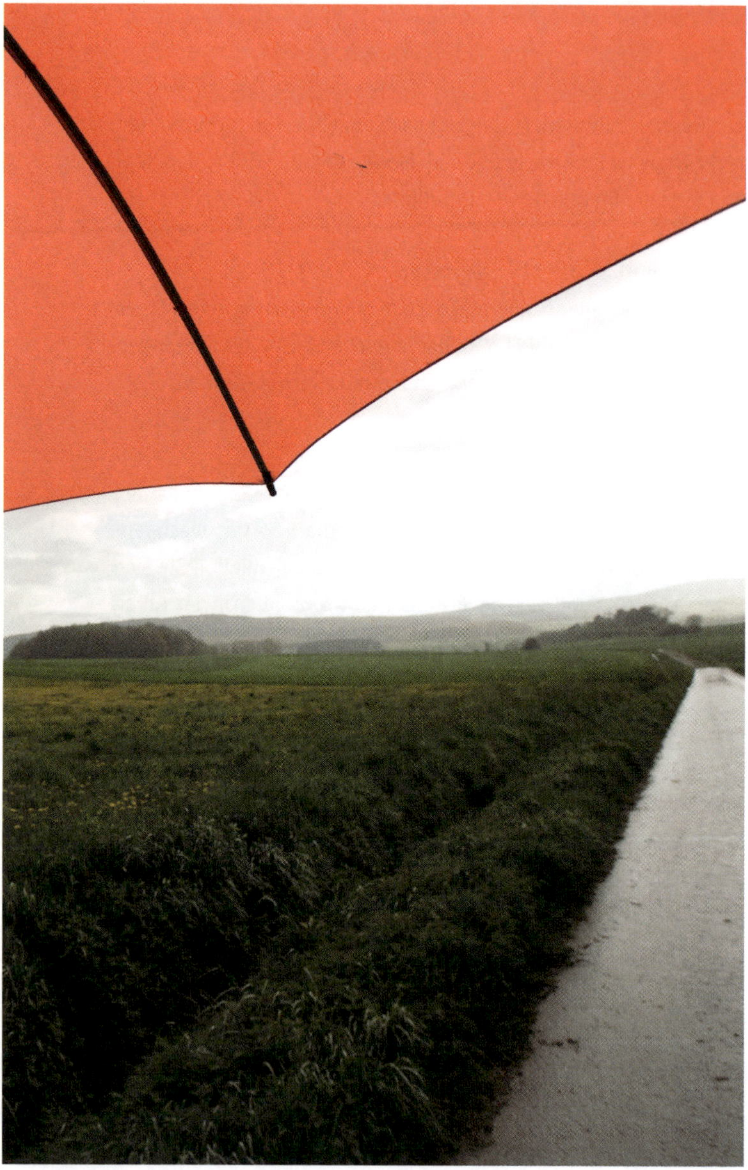

4 *Die Motivation: Aller Anfang ist schwer*

von Peter Großmann

Vielleicht können Sie sich noch an das Vorwort erinnern. Dort haben wir versucht zu erklären, warum Naturerleben so schön sein kann. Vielleicht schüttelt der ein oder andere noch immer den Kopf darüber. Was, um Himmels willen, soll denn so schön sein an einem Lauf in strömendem Regen, in Kälte, Wind, durch Pfützen, und das auch noch völlig allein? Aber wie so vieles ist dies nicht erklärbar. Auch wenn es zugegebenermaßen eine diebische Freude macht, hinterher sagen zu können: Ich habe das geschafft! Wobei das nicht heißen muss, dass beim nächsten Mal die Frage nach dem Warum nicht wieder auftaucht.

Sie merken also, es geht um den Willen, dem wir manchmal ein bisschen Beine machen können – sehr zu unserem Nutzen. Egal also, ob Sie erst anfangen mit dem Sport, wieder einsteigen oder mittendrin sind, Sie werden sich ständig fragen, warum Sie ausgerechnet jetzt in die Natur sollen. Hinterher aber werden Sie stolz darauf sein, es getan zu haben. Nutzen Sie diese positive Erinnerung für sich. Denn wie alle Dinge, die wir regelmäßig tun oder tun sollten, müssen wir uns erst daran gewöhnen. Es muss sich einschleifen, zur Gewohnheit werden, zu unserem Leben dazugehören. Dann haben wir das Ziel erreicht. Allerdings dauert dieser Prozess, und immer wieder werden Selbstzweifel auftauchen, Phasen mit Durchhängern oder einfach schlaffe Tage. Für diese Zeiten sollten Sie Vorsorge treffen mit ein paar Tricks, mit denen Sie sich dann doch motivieren können.

- Beginnen Sie sofort mit dem, was Sie planen. Denn jeder Tag Aufschub entfernt Sie wieder von Ihrem Vorhaben.

- Starten Sie mit der Bewegung/dem Sport direkt an Ihrer Haustür. So fallen die Ausreden weg, der Sportplatz sei zu weit entfernt oder der Wald müsse erst mit dem Auto angefahren werden. Außerdem nimmt die Anreise zu viel Zeit in Anspruch – Zeit, die Sie lieber für das Training nutzen sollten.

- Planen Sie Ihr Training in der Woche fest ein, notieren Sie es im Kalender, und achten Sie zumindest am Anfang auf die Einhaltung. Ganz so, wie Sie es wohl auch mit anderen Terminen machen.

- Überfordern Sie sich zu Beginn nicht, und stecken Sie sich realistische Ziele. Ab sofort fünfmal in der Woche sporten könnte auf viele eher abschreckend wirken. Verschaffen Sie sich zuerst ein angenehmes Erlebnis, indem Sie einen langen Spaziergang machen und merken, wie gut Ihnen das tut. Bei zu hoch gesteckten Zielen ist das Enttäuschungspotenzial groß, und der Frust danach wirkt in den wenigsten Fällen motivierend. Ein starker Muskelkater nach zu intensivem Training ist ebenfalls kein Argument, am Tag danach locker weiterzumachen.

- Allein essen macht dick, allein Sport treiben einsam. Es sei denn, Sie sind ein meditativer Typ, der mit sich etwas anzufangen weiß.

Ansonsten suchen Sie sich Freunde, Bekannte, eine Sport- oder Trainingsgruppe. Denn die Gruppe hat mehrere Effekte gleichzeitig: Es macht Spaß mit anderen, man findet Kontakte, man kann von den Erfahrungen anderer profitieren, sich austauschen, und man spürt gleichzeitig einen kleinen Druck. Wenn man eine Verabredung hat, sagt man sie nämlich nicht so einfach ab.

- Setzen Sie sich kleine Zwischenziele, und belohnen Sie sich dafür. Motto: Wenn ich zwei Wochen durchhalte, gönne ich mir eine Massage, ein tolles Buch oder eine neue CD.

- Trennen Sie Sport nicht vom Alltag. Nutzen Sie auch außerhalb der Trainingszeit jede Gelegenheit, um sich zu bewegen. Nehmen Sie jetzt einmal mehr die Treppe oder das Fahrrad. Dann merken Sie im Übrigen auch, wie schnell Sie sich verbessern. Falls Sie zu Beginn Angst haben, dass Ihnen jemand zuschaut, machen Sie ein paar Übungen zu Hause.

- Erzählen Sie möglichst vielen Leuten, dass Sie mit dem Sport anfangen. Dann werden Sie auch von vielen gefragt, ob Sie es wirklich tun. Keiner kann auf die Dauer ertragen, ständig mit seinem schlechten Gewissen konfrontiert zu werden. Der Effekt: Ehe Sie sich eine Blöße geben, gehen, laufen oder radeln Sie lieber.

- Bereiten Sie sich auf Ihre gedanklichen Abwehrreaktionen vor. Wenn Sie wissen, welche Gründe es gibt, Sie am Sport zu hindern, können Sie sich auch gute Argumente dagegen einfallen lassen. Hier ein paar Beispiele:

- »Ich hatte heute jede Menge Stress.« Prima, denn Sport entspannt und baut den Stress wieder ab.
- »Es regnet und ist kalt.« Alles eine Frage der richtigen Kleidung. Einfach sich für den Herbst/Winter mit Funktionskleidung eindecken.
- »Ich kann jetzt keine Erkältung gebrauchen.« Also raus, denn Bewegung an der frischen Luft ist ein bisschen wie Sauna und härtet ab.
- »Habe heute keine Zeit.« Eine halbe Stunde geht immer, wenn nötig vor der Arbeit. Außerdem gewinnt man unter Umständen sogar Zeit, denn viele Läufer können beim Sport prima und klar denken und sparen sich somit quälende Stunden am Schreibtisch.

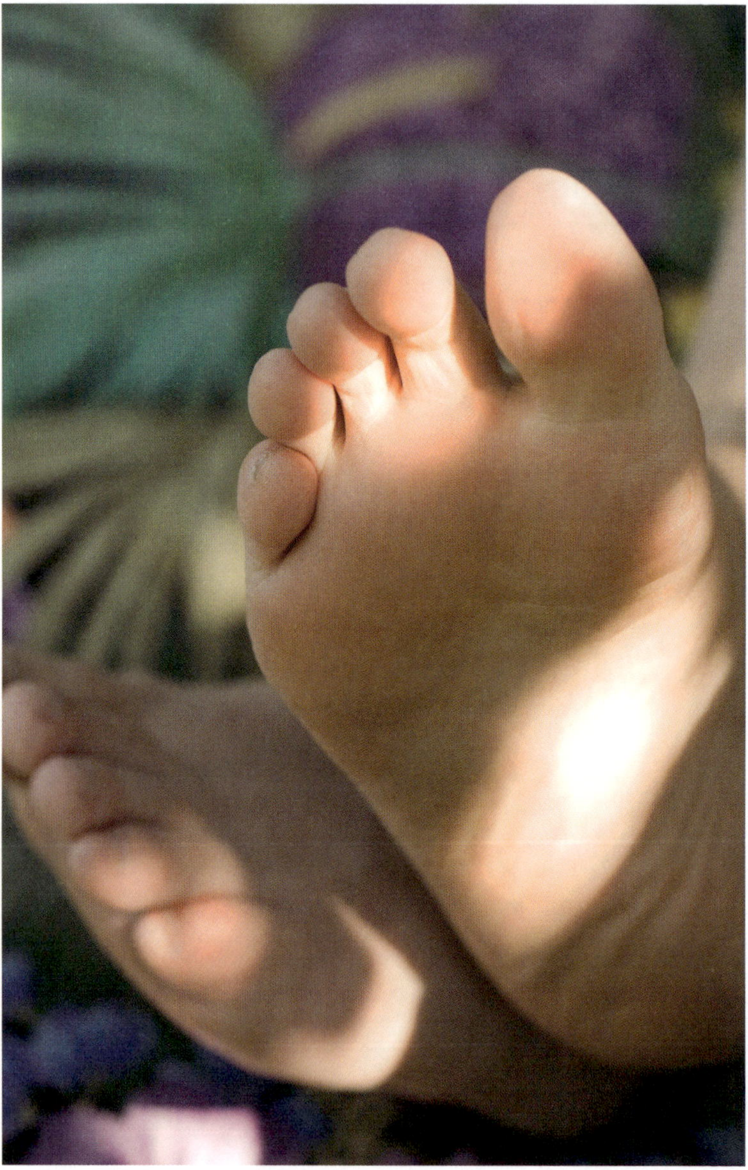

5 *Jeder kann Sport treiben – Fitness für Faule*

von Hademar Bankhofer

Es gibt immer wieder Zeitgenossen, die sich mit regelmäßigem Freizeitsport nicht so richtig anfreunden können. Für sie gibt es die Fitness für Faule, die tatsächlich für die Gesundheit von Körper, Geist und Seele etwas bringt und mit einfachen Übungen für mehr Leistung, mehr Fitness, mehr Vitalität und mehr Lebensfreude im Alltag sorgt.

Rückenschmerzen, Wirbelsäulen- und Bandscheibenbeschwerden sind zu einer Volkskrankheit geworden. Schon junge Menschen leiden darunter. Man muss sich das vorstellen: 25 Prozent aller Jugendlichen über 14 Jahre klagen über Rückenschmerzen. Viele Betroffene – vor allem Erwachsene – sind überzeugt davon, dass sie diese Schmerzen haben, weil ihr Rücken zu sehr belastet ist. Das stimmt allerdings ganz und gar nicht. Schon der legendäre bayerische Pfarrer Sebastian Kneipp hat gesagt: »Unser Rücken tut nicht weh, weil er überfordert, sondern weil er unterfordert ist!« Zu viel sitzen und stehen, zu wenig gehen, schlechte Körperhaltung, Nachlassen der Muskelkraft und Stressverspannungen lösen die Probleme aus. Und dann natürlich Übergewicht.

Deshalb hat der international bekannte österreichische Orthopäde und Wirbelsäulenforscher **PROF. DR. HANS TILSCHER** einfache Übungen entwickelt, die jeder ganz leicht überall praktizieren kann. Ohne Geräte, ohne Fitnessstudio, ohne spezielle Sportkleidung. Das einzige Problem, das Prof. Dr. Tilscher zuerst hatte: Er war überzeugt, dass sich die Menschen die Übungen nicht merken und bald wieder vergessen werden. Deshalb hat er mit seinem Team diesen Übungen extradämliche Bezeichnungen gegeben. Wer die einmal gehört und die Übungen gemacht hat, vergisst sie das ganze Leben nicht mehr. Ideal wäre natürlich, wenn man diese Übungen in der schönen Jahreszeit draußen im Freien machen würde.

- Stellen Sie sich aufrecht, aber locker hin, schauen Sie geradeaus. Nun drehen Sie den Kopf weit nach rechts über die rechte Schulter, nicken und sagen dabei mehrmals: »Guten Tag, Frau Müller! Guten Tag, Frau Müller!«
- Dann drehen Sie den Kopf langsam zurück, ganz nach links über die linke Schulter, nicken wieder und sagen dabei: »Guten Tag, Frau Meier! Guten Tag, Frau Meier!«
- Jetzt schauen Sie zuerst wieder geradeaus, blicken leicht nach unten, wiegen dabei den Kopf langsam hin und her, als würden Sie mit einem kleinen Hund sprechen und sagen: »Nein, Flocki: Du bekommst keinen Zucker. Nein, Flocki, keinen Zucker, keinen Zucker!«
- Zuletzt stellen Sie sich wieder gerade hin, Kopf hoch, schauen nach vorn, heben und senken die Schultern – zuerst langsam, dann schneller – so hoch und tief wie möglich zu den Worten: »Ich weiß es nicht! Ich weiß es nicht!«

Sie werden sehen: Mit diesen einfachen Übungen können Sie in kurzer Zeit Stresssituationen abbauen, Verspannungen im Nacken-, Hals- und Schulterbereich abbauen und Ihrer oberen Wirbelsäule

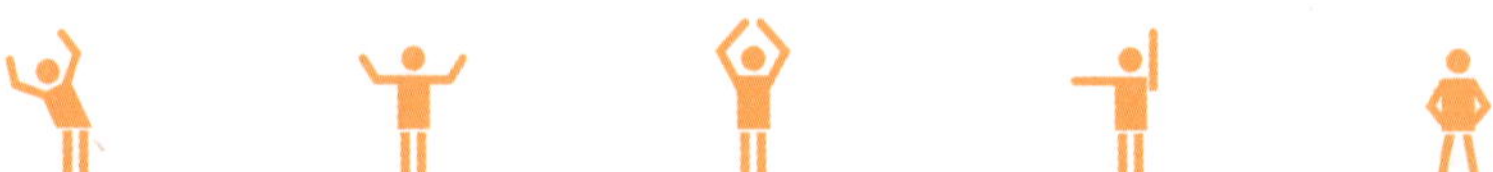

etwas Gutes tun. Diese Übungen helfen gleich nach dem Aufstehen am Morgen, am besten neben dem Bett oder unter der warmen Dusche. Sie bringen tagsüber Erleichterung nach langem Sitzen und nach Stressbelastung. Jede dieser Übungen sollte aber 20- bis 30-mal hintereinander durchgeführt werden.

Wenn jemand viele Stunden hinter dem Steuer seines Autos oder hinter einem Schreibtisch verbracht hat, dann muss er sämtliche Bandscheiben entlasten und die Wirbelsäule als Ganzes entspannen. Auch dafür gibt es eine hervorragende, ganz einfache Übung, die jeder machen kann. Man nennt das einen **WIRBELSÄULEN- ODER BANDSCHEIBEN-SERVICE**:

- Stellen Sie sich gerade hin. Die Arme hängen herab. Das Kinn kommt an die Brust.
- Nun spreizen Sie die Finger beider Hände und richten die Handflächen nach vorn. Das hat den Vorteil, dass jetzt Ihre Schultern ganz gerade sind.
- Aus dieser Stellung heraus atmen Sie tief ein und erheben sich auf die Zehenspitzen.
- Halten Sie auf den Zehenspitzen inne, halten auch kurz den Atem an.
- Dann stellen Sie die Füße wieder normal auf den Boden, atmen aus und schütteln die Arme aus.

Die Übung sollte man öfters am Tag zehnmal wiederholen. Ihre Wirbelsäule mitsamt den Bandscheiben wird es Ihnen danken. Und Sie werden sich danach sehr wohl und entspannt fühlen, vor allem nach langem Sitzen vor dem Computer oder nach einer langen Autofahrt.

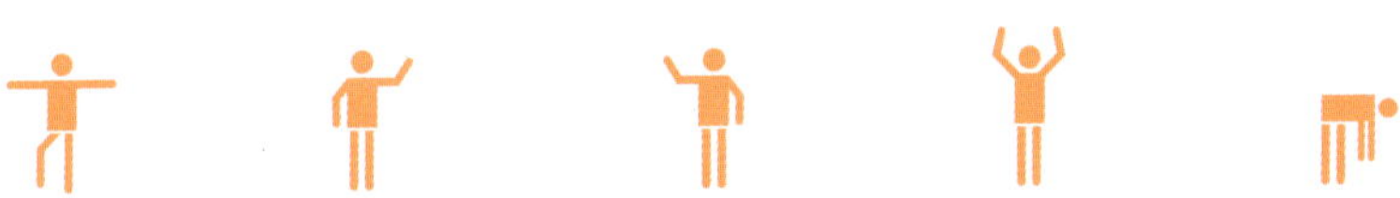

Auch gegen **NACKEN- UND SCHULTERVERSPANNUNGEN** nach einem harten Arbeitstag gibt es sinnvolle Übungen.

Bei solchen Verspannungen werden wichtige Arterien eingeengt. Das kann in der Folge zu Kopfschmerzen, Migräne, Atemnot, Herzstörungen und Schlafproblemen führen. Dem muss man vorbeugen. Mit kurzen, wirksamen Übungen, die jeweils nur fünf bis zehn Sekunden dauern sollten, aber mehrmals wiederholt werden müssen.

- Setzen Sie sich aufrecht an einen Esstisch und legen die Arme ausgestreckt auf die Tischplatte, die Handflächen direkt auf dem Tisch. Nun tun Sie so, als ob Sie den Tisch mit den Handflächen niederdrücken wollten.
- Stellen Sie sich aufrecht hin, heben Sie die Unterarme in Brusthöhe und legen Sie die Handflächen beider Hände aneinander. Dabei sollten Ihre Unterarme eine waagrechte Linie vor Ihrer Brust bilden. Nun pressen Sie beide Handflächen gezielt gegeneinander.
- Legen Sie die Hände in den Nacken und verschränken Sie dort die Finger beider Hände. Nun drücken Sie mit den Handflächen gegen den Nacken und gegen den Hinterkopf und versuchen Sie, mit dem Kopf den Druck zu erwidern.
- Drücken Sie die rechte Hand an der rechten Seite gegen Ihren Kopf und pressen Sie umgekehrt den Kopf gegen die Hand. Danach wiederholen Sie die Übung mit der linken Hand an der linken Kopfseite.
- Heben Sie die Hände wieder in Brusthöhe, haken Sie nun die Finger beider Hände ineinander und ziehen Sie dabei die Arme auseinander.

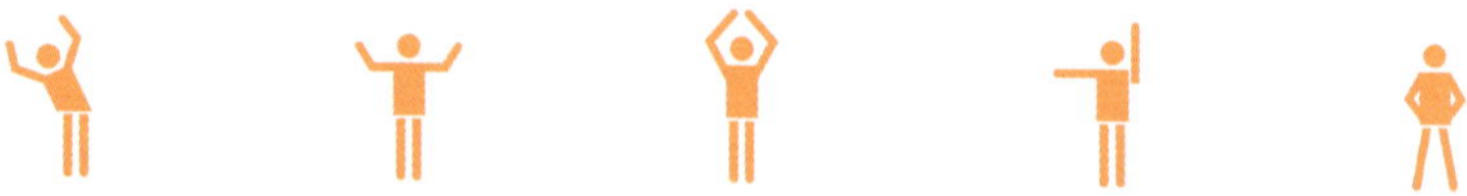

- Drücken Sie die rechte Handfläche gegen die Stirn und erwidern Sie mit der Stirn den Druck. Danach führen Sie die Übung mit der linken Handfläche durch.

Mit diesen Übungen wird die Durchblutung im Schulter- und Nackenbereich entscheidend verbessert.

Gehören Sie zu jenen Bewegungsmuffeln, die erst gar nicht auf die Idee kommen würden, frühmorgens durch die Natur zu laufen? Dann sollten Sie alternativ wenigstens ein **MORGENDLICHES SPORTPROGRAMM** für Faule durchführen.

- Beginnen Sie gleich beim Aufwachen im Bett: Bleiben Sie noch etwas liegen, strecken, recken und dehnen Sie sich, wie Hund und Katze es nach dem Schlafen tun. Dann stützen Sie die Hände in die Hüften, bleiben in Rückenlage und heben die Beine hoch. Jetzt machen Sie Radfahrbewegungen in der Luft.
- Dann setzen Sie sich im Bett auf: Fest mit beiden Händen an den Zehen ziehen. Das ist eine chinesische Übung.
- Steigen Sie aus dem Bett und bleiben Sie gleich daneben stehen. Wippen Sie 50-mal auf den Zehenspitzen auf und ab. Das Ergebnis für den Kreislauf wird noch besser, wenn Sie dabei die Arme weit nach oben strecken.
- Inspiriert von Pfarrer Kneipp, lassen Sie in die Dusch- oder Badewanne 20 Zentimeter tief kaltes Wasser ein. Darin steigen Sie im Storchenschritt ein bis zwei Minuten umher. Das ist das klassische Wassertreten. Es baut den Kreislauf ähnlich auf wie Laufen, Walking und Radfahren.
- Eine super Übung, um schnell fit zu werden, ist der gute, alte Lie-

gestütz, der ein schlechtes Image hat. Er gilt vielfach als Macho- oder Militärübung. Aber eine Studie an der Berkeley University in Kalifornien hat ergeben: Der Liegestütz ist eine großartige Gymnastik zum Kräftigen der Schulter-, Rücken-, Nacken-, Arm- und Brustmuskeln. Allerdings kann man all jenen, denen der Liegestütz zu anstrengend ist, flüstern:

→ Fast denselben Effekt bringt der Stehstütz. Er ist lange nicht so anstrengend. Und jeder kann ihn durchführen. Also kein Grund zur Ausrede! An der Sporthochschule in Wien hat Prof. Dr. Norbert Bachl nachgewiesen, dass man mit dieser »Light-Version« dem Körper viel Schwung geben kann. Und so praktiziert man ihn, den Wand-Liegestütz oder Stehstütz: Stellen Sie sich in 60 Zentimeter Entfernung vor einer Wand auf. Noch besser ist der Rahmen einer offenen Tür. Die Handflächen liegen auf der Wand oder dem Rahmen, der Körper ist durchgestreckt. Dann nähert man sich mit der Brust der Wand oder der Türöffnung und muss sich mit den Armen in der Senkrechten wieder wegdrücken. Immer wieder, so wie man das ja auch in der Waagerechten am Boden beim Liegestütz macht. Nur: Der Stehstütz an der Wand ist viel weniger anstrengend, aber dennoch eine wirksame sportliche Übung, die man in jedem Alter durchführen kann.

Nicht nur Prof. Dr. Hans Tilscher hat sich in Wien Gedanken darüber gemacht, wie auch Bewegungsmuffel oder ältere Menschen in Schwung bleiben und einfache Übungen als Naturdoping für mehr Beweglichkeit im Alltag absolvieren können. Was ist nun das Hauptziel von solchen Fitnessübungen? Sie sollen helfen, dass die Knochen stark und die Muskeln erhalten bleiben. Wichtig ist auch, dass die Übungen aus Bewegungen im Alltag bestehen, die jedem vertraut sind. Aus diesen Überlegungen heraus hat Dr. Martin Runge, der ärztliche Leiter der Aerah-Kliniken Esslingen und Ilshofen, ein Übungsprogramm zusammengestellt, das im November 2008 bei einem Gesundheitswettbewerb in Hamburg mit einem Innovationspreis ausgestattet wurde.

Das Sportprogramm heißt **»DIE FÜNF ESSLINGER«** als Gegenstück zu den »Sieben Tibetern« aus Asien. Der Name liegt auf der Hand: Die Übungen wurden in Esslingen erdacht. Dr. Martin Runge hat sie aus dem Studium der chinesischen Traditionsmedizin und aus der modernen Rehabilitations- und Sportmedizin entwickelt. Das Motto für die Übungen lautet: Wer nicht trainiert, wird schneller alt. Dr. Runge hat die typischen Schwachstellen des menschlichen Bewegungsapparats studiert und sein Fitnessprogramm darauf abgestimmt. Einen entscheidenden Anteil daran haben Dipl. Ing. Hans Schießl aus Pforzheim und Prof. Dr. Dieter Felsenberg von der Humboldt-Universität Berlin. Bei den Übungen geht es nicht um sportliche Höchstleistungen, sondern um möglichst langes Gesundbleiben.

Die Fünf Esslinger sind Fitness für den Alltag – eine Auswahl von wissenschaftlich erarbeiteten Übungen, die sich positiv auf die Nerven, die Muskeln, Sehnen und Knochen auswirken, zugleich aber auch Herz und Kreislauf stärken. Die vier Fitnesskomponenten der Fünf Esslinger lauten: Balance, Beweglichkeit, Schnelligkeit und Leistungskraft für die obere und untere Körperhälfte.

Und das sind sie, die Fünf Esslinger:

Esslinger Nr. 1:

→ Stellen Sie im Stehen beide Füße möglichst genau hintereinander auf eine Linie. Die Fußspitze des hinteren Fußes muss an die Ferse des vorderen Fußes stoßen. Wenn Sie dabei nicht stabil stehen können, müssen Sie dies üben. Sie können auch die Arme ausbreiten und Gleichgewichtsstörungen mit den Fingern ausgleichen. Jetzt sollten Sie im Tandemgang vorangehen, immer ein Fuß nach dem anderen. Wer es sich besonders schwer machen will, der sollte auf diese Weise den Rückwärtsgang einlegen.

- Stellen Sie sich bequem hin, verlagern Sie das Körpergewicht auf ein Bein, heben Sie langsam das andere Bein. Machen Sie das bis zu fünf Mal.
- Sie stehen auf einem Bein und gehen dabei ganz leicht und vorsichtig – mit wippenden Bewegungen – ins Knie. Das andere Bein ist leicht angewinkelt und sollte einige Zentimeter über dem Boden schweben.

Esslinger Nr. 2:

- Nehmen Sie eine große Schrittstellung ein. Der Oberkörper bleibt aufrecht. Das vordere Bein wird gebeugt, das hintere gestreckt. Die Ferse bleibt am Boden.
- Danach stellen Sie die Füße hüftbreit nebeneinander und beugen den Oberkörper acht Sekunden lang zur Seite. Dabei gleitet die Hand an der Hosennaht nach unten und sollte dort acht Sekunden lang verweilen. Dann richten Sie sich langsam wieder auf. Dreimal rechts und dreimal links.
- Stellen Sie die Füße hüftbreit nebeneinander und beugen Sie sich langsam nach vorn, so weit Sie es schaffen. Atmen Sie dabei langsam und tief. Die Kniegelenke sollten gestreckt bleiben. Danach richten Sie sich langsam wieder auf.
- Stellen Sie die Füße wieder hüftbreit nebeneinander. Strecken Sie die Arme zur Decke hoch. Neigen Sie den Oberkörper in

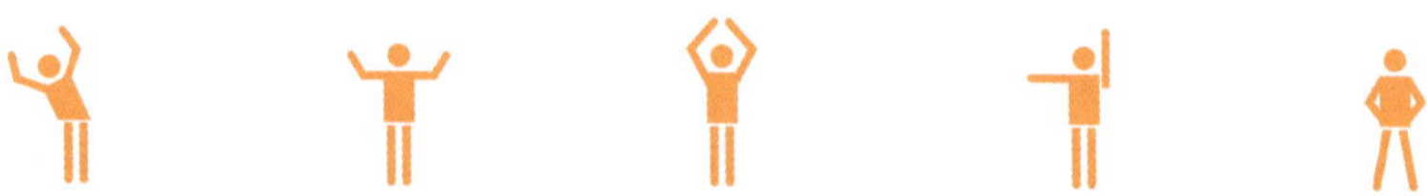

einem sanften Bogen nach hinten und blicken Sie dabei zur Zimmerdecke. Zwei Sekunden anhalten, dann langsam in die Ausgangsstellung zurückkommen. Diese Übung muss besonders gefühlvoll durchgeführt werden.

Esslinger Nr. 3:

- Stellen Sie sich locker hin, Füße nebeneinander. Jetzt lassen Sie sich leicht und locker in die Knie fallen und strecken sich dann wieder durch. Dabei entstehen Wippbewegungen, bei denen die Arme locker herabhängen sollten. Diese Übung kann man beispielsweise morgens im Badezimmer beim Zähneputzen durchführen.
- Laufen Sie auf der Stelle, ohne dabei die Fersen aufzusetzen, sondern nur die Fußballen. Die Übung sollte zweimal 15 Sekunden dauern.
- Danach hüpfen Sie auf beiden Beinen, aber auch hierbei wieder nur mit den Fußballen und nicht mit den Fersen den Boden berühren. Beginnen Sie mit zehn Sprüngen und erweitern Sie im Laufe der Zeit die Übung auf 50 Sprünge.
- Sehr sinnvoll: Lernen Sie als Weiterentwicklung, auf einem Bein zu hüpfen.

Esslinger Nr. 4:

- Setzen Sie sich auf einen Stuhl, berühren Sie die Sitzfläche nur ganz kurz und erheben Sie sich gleich wieder. Wiederholen Sie dies bis zu zehn Mal. Die Arme und Hände sollten dabei nicht mitmachen.
- Danach gehen Sie langsam in die Hocke. Die Fersen sollten am Boden bleiben. Der Oberkörper ist nach vorn gebeugt. Und nun

versuchen Sie, in der Hocke Schritte zu machen. Und wenn Sie keine Knieprobleme haben, sollten Sie versuchen, in der Hocke auf und ab zu wippen.

Esslinger Nr. 5:

→ Stellen Sie einen Stuhl rutschfest an die Wand, stützen Sie die Arme auf einer stabilen Lehne oder auf der Sitzfläche ab. Der Körper ist gestreckt. Nun werden die Arme langsam gebeugt und gestreckt. Das ist der Liegestütz in Stuhlhöhe.

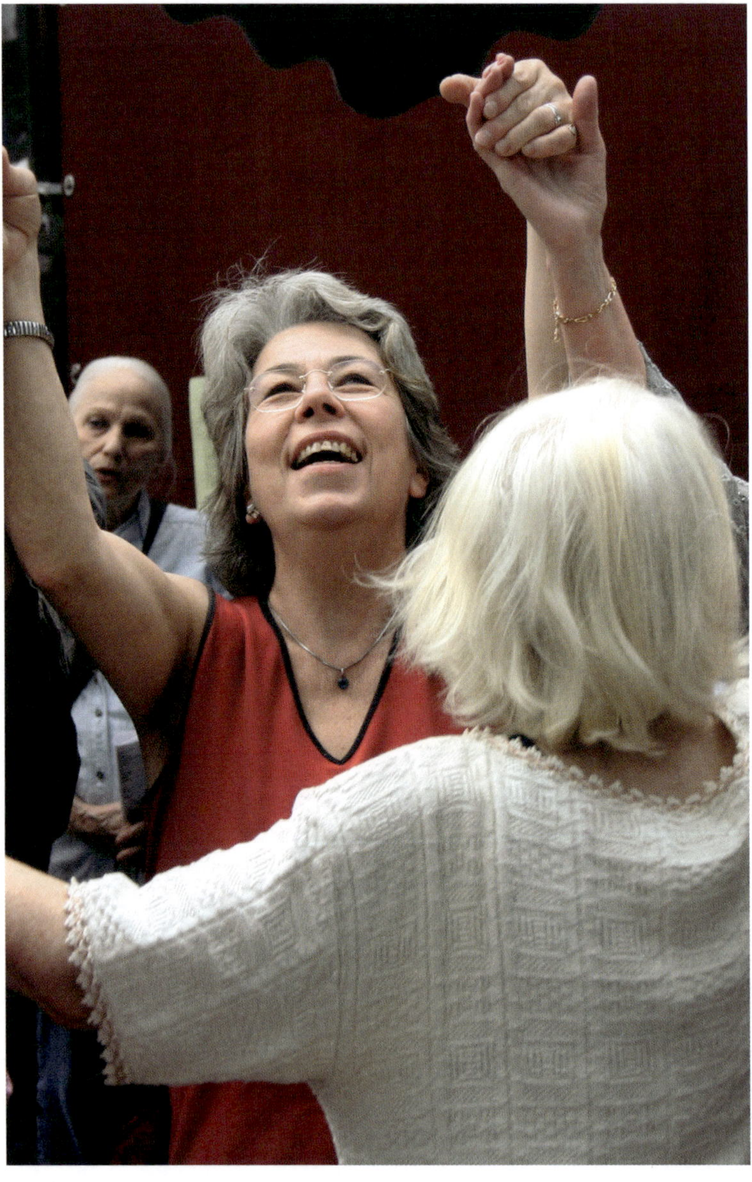

6 *Kinder und ältere Menschen im Sport*

von Peter Großmann

Sie haben in den Kapiteln zuvor lesen können, dass Sie manchmal sogar Sport treiben, ohne es zu merken. In den meisten Fällen allerdings geht man bewusst und offensiv das Thema Bewegung an. Das ist für uns alle wichtig, besonders aber für zwei Bevölkerungsgruppen: Kinder und ältere Menschen.

In frühen Jahren wird der Grundstein dafür gelegt, inwieweit Sport und Bewegung selbstverständlich zum Leben dazugehören, eine Erfahrung, die im besten Fall später nicht mehr mühsam erarbeitet werden muss. Das Gegenteil könnte allerdings die Folge sein, wenn man den aktuellen Trend betrachtet. So fehlt den Kindern ausreichend Bewegung. Untersuchungen an Kindern aus Dänemark, Estland und Portugal zeigen, dass die Fettleibigkeitsrate sich in den letzten 20 Jahren verdreifacht hat und nur eines von zehn Kindern den momentan geforderten Standard von einer Stunde Bewegung am Tag erfüllt. Sieben bis acht Prozent der Kinder sind stark übergewichtig. Zusätzlich haben 85 Prozent dieser übergewichtigen Kinder im Regelfall auch als Erwachsene mit Übergewicht zu kämpfen. Zudem scheinen gerade bei Kindern die Vorbilder auszugehen, denn wir alle schummeln uns unsere sportlichen Wahrheiten zurecht. So behaupten zwar 60 Prozent der Deutschen, sportlich aktiv zu sein. Tatsächlich erreichen nur zehn bis 20 Prozent davon die Schwelle, an der Sport sich überhaupt auf Körper und Geist auswirkt. Wir sind Sofalümmler geworden und unsere Kinder gleich mit.

Ältere Menschen haben oft das Gefühl, dass es längst zu spät ist, etwas an sich zu tun. Weit gefehlt. Hier nur ein Beispiel: Wissenschaftler der Stanford University in den USA haben im letzten Jahr herausgefunden, dass regelmäßiger Sport, in diesem Fall das Laufen, die Folgen des Alterns verzögert. Über einen Zeitraum von 24 Jahren verglichen sie 538 Jogger, alle zu Beginn der Studie 50 und älter, mit einer Gruppe Menschen ähnlichen Alters, die nicht liefen. Am Ende der Untersuchung hatten zwar alle körperliche Beschwerden, bei den Läufern allerdings setzten sie im Schnitt 16 Jahre später ein, und die Läufer starben seltener eines frühen Todes. Die positive Wirkung von Ausdauersport scheint im Alter also höher als von vielen erwartet. Übrigens waren die Knochen und Gelenke der Läufer nicht häufiger erkrankt als beim Schnitt der Bevölkerung. Fakt ist: Sowohl Kinder als auch Ältere müssen etwas für ihre Gesundheit tun, haben aber spezielle Voraussetzungen und Bedingungen, die beachtet werden sollten.

Kinder und Jugendliche

Kinder und Jugendliche haben sich von der Natur entfremdet, mahnen Psychologen und Soziologen. Und das ist kein Wunder, denn der Zustand unserer Innenstädte hat mit einem Erlebniswald und Naturpark nicht mehr viel zu tun. Sinneserfahrungen in Bezug auf Natur finden so gut wie gar nicht mehr statt, das Fernsehen hat den Stellenwert eines Erfahrungsvermittlers übernommen. So wussten laut einer Untersuchung des Marburger Soziologen Rainer Brämer

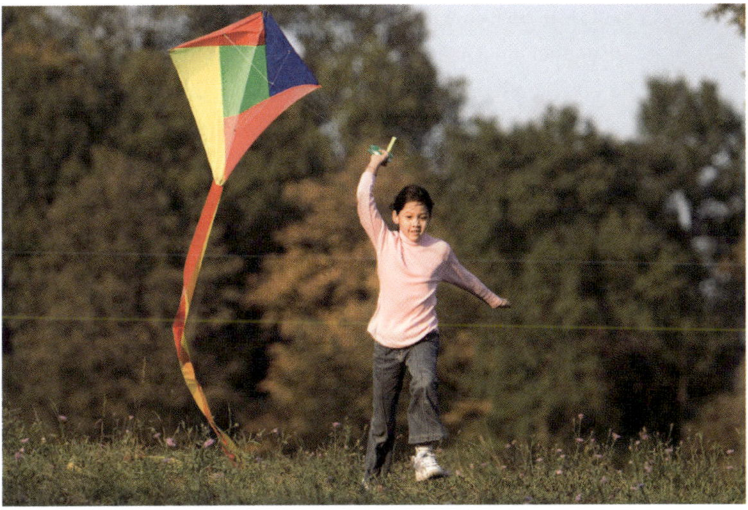

die meisten von 2500 Schülern zwar, dass Kühe nicht lila sind, aber immerhin gaben 16 Prozent aller Sechstklässler an, Enten seien immer gelb. Natur ist out, der zugehörige Erfahrungs- und Spielraum eingeschränkt. Die Kinder spielen nicht mal mehr auf der Straße. Das führe zu einem Verlust von Straßenfußballern, so beklagt sich seit Jahren Deutschlands höchste Fußballtrainergilde. Ihr könnte man im Sinne der Volksgesundheit entgegenhalten: Aber sie spielen wenigstens noch, die fußballverrückten Kinder, bewegen sich, schulen ihre Kraft, Koordination, Ausdauer.

Doch in der Breite sieht das anders aus. Obwohl Kinder ein natürliches Bewegungsbedürfnis haben. In einer idealen Welt bewegen sie sich entsprechend ihren Bedürfnissen und verschaffen sich ohne Anregung die für ihre Entwicklung notwendige Bewegung. Sie entdecken in der Bewegung ihre Umwelt und sammeln Informationen. So ist die Bewegungsförderung auch eine Förderung der Gesamtpersönlichkeit. Kinder benötigen in den ersten Jahren kein Training, sondern eine Bewegungserziehung, die das Wohlbefinden und den allgemeinen Gesundheitszustand fördert.

Nötig sind dafür entsprechende Angebote in Kindergarten, Vorschule und Schule. Hier ist der Schulsport besonders wichtig. Auf der einen Seite beklagen wir immer mehr Kinder, die übergewichtig, bewegungseingeschränkt und sogar krank sind, auf der anderen Seite aber ist der Schulsport nicht optimal, wird eingeschränkt und oftmals nicht von ausgebildeten Sportlehrern durchgeführt. Auch gehen Inhalte oft an der inzwischen veränderten Lebenswirklichkeit der Kinder völlig vorbei.

Neben den gesundheitsfördernden Aspekten darf man die sozialen Lernprozesse nicht vergessen. Auch hier spielt der Sport eine große Rolle. Bewegung, Sport und Spiel gehören zum Menschen dazu und stellen einen Wert an sich dar. Gerade kleinere Kinder sammeln durch Bewegung Erfahrungen für den Körper, die Sinne, Muskeln und deren Koordination und schulen ebenfalls Gedächtnisleistungen, Aufmerksamkeit, Konzentration und Erinnerungsvermögen. Bewegung ist für Kinder ein natürlicher Prozess, und sie lernen dabei, weil sie Erfahrungen sammeln. Die brauchen unsere Jüngsten, um ihre Welt zu verstehen. Und: Bewegung ist ein aktiver Prozess, erfordert Handlung. So kann die Umwelt bewusst wahrgenommen werden und wird gleichzeitig mitgestaltet. Dafür bietet die Natur den idealen Platz. Denn das natürliche Bewegungsbedürfnis von Kindern trifft hier auf ein perfektes Spielfeld. Jeder Garten, jeder noch so kleine Wald bietet viel Raum für Bewegungserfahrungen.

Ob sich ein Kind zum Sportfan entwickelt oder zum Bewegungsmuffel wird, entscheidet sich oft schon früh. Dabei sollte der Sport vor allem eines: Spaß machen! Wenn sich Ihr Kind einem Sportverein oder einer Sportgruppe anschließt, verbessert sich nicht nur die körperliche Leistungsfähigkeit. Auch die soziale Kompetenz wird gestärkt, Kontakte werden geknüpft. Im Idealfall werden Teamgeist und Fairness, aber auch der Umgang mit Regeln und Niederlagen erlernt. Auch kann das Selbstbewusstsein durch Sportarten wie Judo und Karate oder beim Reiten und Voltigieren wachsen. Schon ab dem zweiten Lebensjahr können Kinder beim Eltern-Kind-Turnen wichtige Bewegungserfahrungen machen.

Ein Fehler ist es, wenn man frühzeitig daran denkt, seinem Kind eine bestimmte Sportart zuzuweisen. Eine an der Universität von Minneapolis durchgeführte Untersuchung kam zu dem Ergebnis, dass eine frühzeitige Spezialisierung in einer Sportart eher schadet. Denn kleine Sportler, die im Alter zwischen sechs und 13 Jahren in verschiedenen Sportarten aktiv waren, erzielten später bessere sportliche Leistungen als Altergenossen, die in früheren Jahren nur eine Sportart betrieben hatten. Sportwissenschaftler führen dies darauf zurück, dass Kinder mehrere athletische Fähigkeiten entwickeln können, wenn sie verschiedene Sportarten betreiben. Außerdem drohen bei frühzeitiger Spezialisierung mehr Verletzungen und ein frühes Burnout in der Sportart.

Ermutigen Sie also Ihr Kind, möglichst viel auszuprobieren. So kann es selbst herausfinden, woran es wirklich Spaß und wofür es Talent hat. Drängen Sie Ihr Kind nicht zu Ihrem Lieblingssport. Das fördert in den wenigsten Fällen den Spaß. Überreden Sie Ihr Kind auch nicht zu einer Sportart, wenn es darum geht, Bewegungsdefizite aufzuarbeiten. Stellen Sie nicht den Förderaspekt in den Vordergrund, sondern achten Sie darauf, dass Ihr Kind Freude an der Bewegung und am Sport hat. Und vor allem: Vergleichen Sie die

Sport für Kinder	Wie alt sollte Ihr Kind sein
Eltern-Kind-Turnen	ab 2
Skifahren	ab 3
Laufen	ab 3 (kurze Strecken, langsames Tempo)
Voltigieren (Turnen auf dem Pferd)	ab 4
Eislaufen, Schwimmen, Tanzen	zwischen 4 und 5
Radfahren	ab 5, dafür sofort ohne Stützräder
Karate	ab 5
Leichtathletik, Tennis	zwischen 5 und 6
Reiten	erst ab 8
Fußball, Judo	ab 6
Basketball, Handball, Tischtennis	zwischen 7 und 8

Was kann Ihr Kind durch welche Sportart trainieren	
Ausdauer	Basket-, Fuß-, Handball, Joggen, Leichtathletik, Radfahren, Tanzen, Tennis, Turnen, Schwimmen
Gelenkigkeit	Tanzen, Turnen, Voltigieren
Gleichgewicht	Eislaufen, Fußball, Radfahren, Reiten, Skifahren, Turnen, Voltigieren
Konzentration	Judo, Karate, Skifahren, Tanzen, Tennis, Tischtennis
Koordination	fast alle Sportarten
Kraft und Muskelaufbau	Leichtathletik, Schwimmen, Turnen
Schnelligkeit	Basket-, Fuß-, Handball, Leichtathletik

Leistungen Ihres Kindes nicht mit denen anderer, sondern messen Sie die Fortschritte allein an Ihrem Sprössling. So setzten Sie Ihr Kind nicht unter Druck. Seien Sie nicht zu engagiert, das erdrückt mehr, als dass es fördert. Erst ab dem zwölften, dreizehnten Lebensjahr sollten sich Kinder auf eine bestimmte Sportart konzentrieren.

Bei allem Ehrgeiz, denken Sie auch bei Ihrem Kind daran: Sie sollten es in seinem Bewegungsdrang nicht bremsen, aber lenken. Kleine Pausen vom Sport bringen neue Motivation, neue Erfahrungen und Inhalte. Und beobachten Sie sich selbst und die Trainer. Bewegungstraining mit Kindern beinhaltet immer eine pädagogische Verantwortung. Sollten Sie diese vermissen, sprechen Sie mit dem Trainer und wechseln Sie im Zweifelsfall den Verein oder die Gruppe.

Ältere Menschen und Senioren

Wir wissen sehr wohl, keiner will alt sein. Aber doch schreitet das biologische Alter fort, und selbst wenn man sich nicht »alt« fühlt, so verändern sich mit zunehmendem Lebensalter doch einige Faktoren bezüglich des Sports, die beachtet werden sollten und auf die wir im Folgenden näher eingehen werden. Vorab nur so viel: Sie gehören im reifen Lebensabschnitt zur interessanten Zielgruppe, nicht nur für die Sportindustrie, die entdeckt hat, dass das Potenzial an neuen Kunden für Laufschuhe, Funktionskleidung und nordische Stöcke schier unerschöpflich ist. Nein, auch Universitäten haben das Alter entdeckt. So ging im Wintersemester 2008/2009 an der Sporthochschule Köln der Studiengang »Bewegung und Sport im Alter« in die zweite Runde.

Der Hintergrund ist klar: Deutschlands Bevölkerung wird immer älter, das statistische Bundesamt erwartet für das Jahr 2050 eine Verdoppelung des Anteils der über Sechzigjährigen an der Gesamtbevölkerung auf 40 Prozent. Dazu kommt, dass das Altersbild sich spätestens dann erheblich gewandelt haben wird. Die zukünftigen »Alten« sind wahrscheinlich körperlich und geistig fitter und aktiver. »Alterssport« beinhaltet also eine große Nachfrage an Sport- und Bewegungsangeboten in den Bereichen Prävention, Rehabilitation, aber auch im Freizeit- und Breitensport. Denn mit maßvollem Sport kann in jedem Alter noch begonnen werden, Kreislaufsystem und Muskulatur sind auch mit siebzig noch trainierbar. Somit ließe sich die gerade bei vielen älteren Menschen eingeschränkte Bewegungsfähigkeit deutlich verbessern, ganz nach dem alten, aber immer noch treffenden Motto: Wer rastet, der rostet!

Wer sich ausreichend bewegt und seine Muskulatur trainiert, hat gute Aussichten, auch im hohen Alter noch fit und gesund zu sein. 20 Jahre 40 bleiben könnte ein Ziel sein, und dieses Ziel lässt sich erreichen – im Idealfall mit einer Kombination von Ausdauer- und Muskeltraining. Denn so wird nicht nur das Herz-Kreislauf-System gestärkt, sondern auch Erkrankungen vorgebeugt und die Lebensqualität verbessert. Theoretisch. Praktisch aber wird fast alles an uns im Laufe des Alterns erst einmal weniger.

Hier ein paar körperliche Schreckensmeldungen: Ab dem 30. Lebensjahr geht es bergab. Die Gefäße verkalken, verändern sich und werden weniger elastisch. Der Blutdruck steigt an, die Durchblutung der lebenswichtigen Organe wie Herz und Gehirn und der Muskeln hingegen nimmt ab. Verringerte Elastizität betrifft auch die Lungen, Bänder und Sehnen. Die Lungen sind dadurch weniger leistungsfähig, bei den Bändern ist die Verletzungsgefahr erhöht. Die Leber wird kleiner, die Eiweißproduktion verringert sich. Es kommt zu Flüssigkeitsverlusten im Bindegewebe, Knorpeln und Bandscheiben, Arthrose wird begünstigt. Die Muskelmasse nimmt ab, bei einem Achtzigjährigen sind es nur noch 60 Prozent; dagegen erhöht sich der Anteil der Fettmasse. Der Mineralstoffgehalt der Knochen halbiert sich bis zum 70. Lebensjahr. Osteoporose verstärkt sich gerade bei Frauen, wobei die Hormonumstellung in den Wechseljahren erschwerend hinzukommt. Stimmungsschwankungen und Depressionen treten übrigens auch bei Männern auf. Die Nerv-Muskel-Verbindungen nehmen ab, Botenstoffe werden weniger produziert, die Reaktionsgeschwindigkeit nimmt ab.

Alles aber kein Grund, sich im Keller zu verkriechen. Denn die Veränderungsprozesse des Körpers lassen sich durch Bewegung, Muskel- und Ausdauertraining aufhalten oder verzögern. Nur sollte man früh genug daran denken. Gerade Männer im Alter zwischen 35 und 45 Jahren fahren ihre sportliche Betätigung rapide zurück – eine Lebensphase, in der eigentlich der Grundstein gelegt wird für ein mobiles Leben im Alter. Doch welche Sportarten kann ich im Alter betreiben? Natürlich gilt unsere Empfehlung den vorgestellten Natursportarten, die allesamt die Ausdauer, Koordinations- und Muskelfähigkeit verbessern.

Wandern und Walking sind ein gutes Ausdauertraining, ungefährlich und gelenkschonend, außer bei größeren Gelenkproblemen wie beispielsweise schweren Arthrosen und neurologischen Problemen wie etwa Lähmungen. Für das Laufen hingegen sollten Sie schon einen gewissen Grad an Fitness aufweisen. Schwimmen ist ein gutes Training für das Herz-Kreislauf-System und den Bewegungsapparat, genau wie das oft in Bädern angebotene Aquajogging und die Wassergymnastik, wobei zusätzlich noch schonend die Muskulatur gekräftigt wird.

Ebenfalls ein gutes Ausdauertraining ist das Radfahren. Es mobilisiert den Bewegungsapparat, da das Körpergewicht teilweise

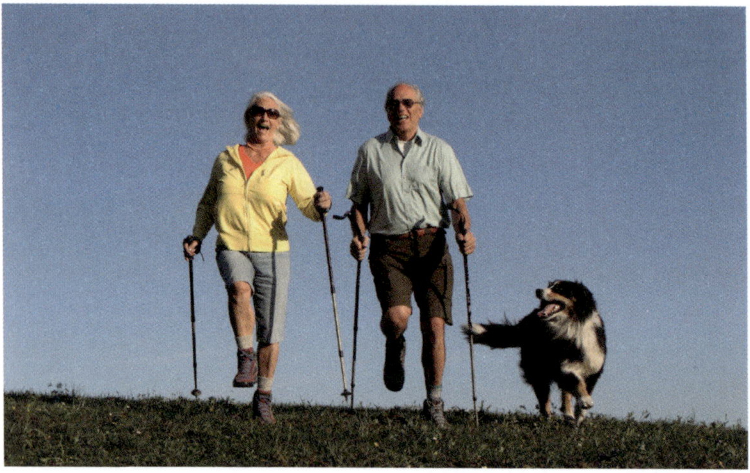

durch den Sattel entlastet ist – eine ideale Sportart bei Hüft- und Knieproblemen.

Auch chronisch Kranke müssen nicht auf Sport verzichten. Zusammen mit ärztlichen Ratschlägen können Sportarten gefunden und Trainingsprogramme entwickelt werden, die die allgemeine Verfassung verbessern. Regelmäßiges körperliches Training führt zum Beispiel bei Herzkrankheiten zur Verbesserung der Durchblutung des Herzmuskels und der Kranzgefäße, des Blutdrucks und dadurch der körperlichen Leistungsfähigkeit. Gleiche Erfolge lassen sich bei Zuckerkrankheit und Osteoporose erzielen. Wenn Sie sich an unsere Trainingstipps im Kapitel »Unsere Natursportarten« halten, werden Sie viel Freude bei der Ausübung von Bewegung haben, egal in welchem Alter. Und dennoch sollten Sie einen ebenfalls legendären Spruch beherzigen, der schon Generationen überlebt hat und trotzdem zutrifft: Von nichts kommt nichts!

Hier noch drei Tipps für den Sport im Alter:

1 Besonders nach längerer Abwesenheit von Bewegung gehört der Besuch eines Arztes zum absoluten Muss vor dem Sporttreiben. Erst wenn es dort grünes Licht gibt, können Sie sich mit gutem Gewissen bewegen.

2 Sport und Bewegung sollen Spaß machen. Den erhält man sich, wenn man sich nicht quält und die Sportart ab und an wechselt. Auch sollten Sie nicht alleine gehen, laufen oder Rad fahren. Das gibt zusätzliche Sicherheit, fördert Kontakte und schafft Verbindlichkeit.

3 Auch in den Alltag lässt sich Bewegung integrieren. Nehmen Sie die Treppe und gehen Sie so oft wie möglich zu Fuß.

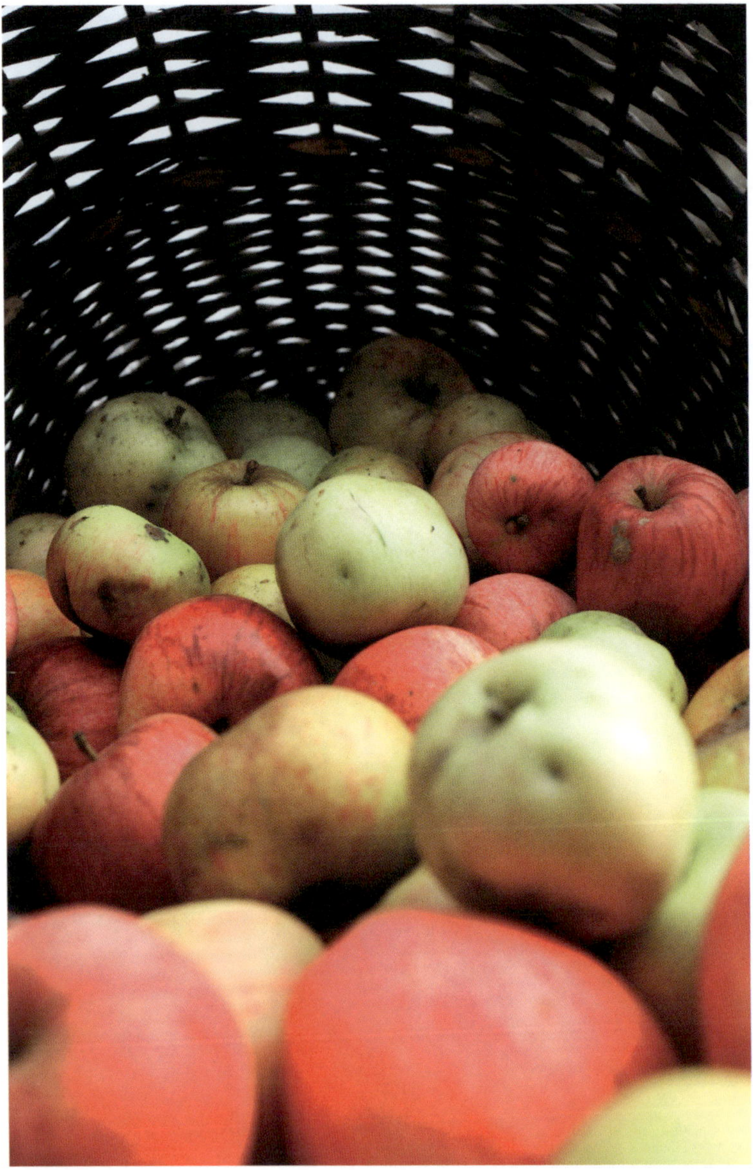

7 *Die größten Gesundheitsirrtümer rund um den Sport*

von Hademar Bankhofer

Wenn man sich Kraft aus der Natur holen will, um beim Freizeitsport optimale Leistungen zu erbringen, dann will man möglichst viele Geheimnisse und Tricks aus der »Naturdoping-Kiste« erfahren, die man anwenden kann. Doch sehr oft stellt sich heraus, dass es sich um fest gefügte, weitverbreitete Irrtümer handelt, die jeglicher Grundlage entbehren. Daher wollen wir Sie nun mit den bekanntesten Gesundheitsirrtümern vertraut machen, damit Sie nicht einer falschen »Naturdoping-Hoffung« nachlaufen.

Irrtum Nr. 1

Wenn man mithilfe von Freizeitsport abnehmen möchte, muss man mindestens 30 Minuten Sport treiben, denn dann erst setzt die Fettverbrennung ein.

Die Wahrheit: Selbst bei einem lockeren Dauerlauf setzt die Fettverbrennung bereits in den ersten Minuten ein. Allerdings macht es Sinn, für eine gezielte Fettverbrennung dreimal die Woche 30 bis 45 Minuten Ausdauersport zu treiben. Das Angenehme: Die Fettverbrennung geht auch noch einige Zeit weiter, wenn man danach nur herumsitzt oder -liegt.

Irrtum Nr. 2

Wer regelmäßig Sport treibt, braucht keine Angst zu haben, dass er zunimmt. Er kann alles essen, was er will und so viel er will.

Die Wahrheit: Keine Frage, wer regelmäßig Freizeitsport treibt, hat eine bessere Chance, schlank zu bleiben. Doch hemmungsloses Essen wird auch beim Sportler zu Fettpolstern führen. Es ist wie bei der Buchhaltung: Man muss mehr Kalorien verbrauchen, als man über die Nahrung zu sich nimmt. Dann stimmt die Rechnung.

Irrtum Nr. 3

Manche Menschen nehmen, wenn sie mit Sport beginnen, an Körpergewicht zu.

Die Wahrheit: Es ist ganz logisch, dass man in der ersten Zeit von sportlicher Tätigkeit zunimmt. Das ist aber kein Fettansatz. Es kommt davon, dass man bei der sportlichen Bewegung Muskelmasse auf- und Fett abbaut. Und die Muskeln sind schwerer als Fett.

Irrtum Nr. 4

Permanent höchste sportliche Leistungen machen fit und vital.

Die Wahrheit: Wer sich beim Freizeitsport unentwegt auf der Ebene von Höchstleistungen bewegt, der schadet seinem Körper und kann keine positiven Effekte aus der Bewegung herausholen. Der Körper darf nicht bis an die Grenze gefordert werden und braucht zwischendurch unbedingt auch Ruhe. Sonst werden die körpereigenen Abwehrkräfte massiv geschwächt.

Irrtum Nr. 5

Vor allem ältere Menschen können mit Sport der gefürchteten Knochenentkalkung Osteoporose vorbeugen.

Die Wahrheit: Das ist eine gefährliche Fehlannahme. Der Abbau der Knochen im Körper beginnt bei den meisten Frauen und Männern bereits ab dem 30. Lebensjahr. Von da ab muss man etwas tun, um diesen Abbau so gut wie möglich zu bremsen. Das bedeutet: Je früher man Sport treibt, desto besser kann man sich vor einer späteren Osteoporose schützen.

Irrtum Nr. 6

Wenn jemand das ganze Leben keinen Sport getrieben hat, macht es im Alter auch keinen Sinn mehr.

Die Wahrheit: Glauben Sie nicht an die legendäre Behauptung: »Sport ist Mord!« Auch wenn man im Seniorenalter mit Sport beginnt, macht das Sinn. Vor allem, wenn es sich nicht um anstrengende Sportarten handelt. Damit sind zum Beispiel Spazierengehen, Schwimmen, Tanzen, Wandern gemeint. Studien in den USA haben ergeben: Wenn Menschen in vorgerücktem Alter mit Sport beginnen, können sie den Alterungsprozess aufhalten, können länger körperlich und geistig fit bleiben. Allerdings sollte sich jeder, der erst spät mit Sport beginnt, vorher vom Arzt genau untersuchen lassen. Mehr dazu im vorhergehenden Kapitel.

Irrtum Nr. 7

Schwimmen ist generell für Wirbelsäule und Bandscheiben gesund und schützt vor Rückenschmerzen.

Die Wahrheit: Das trifft einzig und allein auf das Rückenschwimmen zu. Brustschwimmen führt oft zu einer Verkrampfung der Muskeln an der Wirbelsäule und stärkt den Rücken überhaupt nicht. Die Haltung beim Brustschwimmen mit dem Kopf über Wasser ist für den Rücken nicht gut, außer man legt bei jedem Tempo den Kopf ins Wasser. Tut man das nicht, dann werden beim Brustschwimmen auch die Kniegelenke überlastet, und es kann zu einer Verspannung des Nackens kommen.

Irrtum Nr. 8

Sex vor dem Freizeitsport macht schlapp und vermindert die körperliche Leistungskraft.

Die Wahrheit: Beim Sex wird der Testosteronspiegel im Körper erhöht. Das macht aktiv und fit und wirkt sich daher positiv auf die sportliche Leistung aus. Studien haben ergeben: Das trifft vor allem dann zu, wenn man zweimal die Woche Sex hat. Öfter bremst wiederum die sportliche Leistung.

Irrtum Nr. 9

Fahrradfahren ist schlecht für den Rücken. Er wird bei diesem Sport geschwächt.

Die Wahrheit: Genau das Gegenteil ist der Fall. Der Rücken wird beim Radfahren optimal trainiert. Wenn jemand beim Radfahren Rückenschmerzen bekommt, dann trägt die Schuld das Fahrrad, weil es falsch eingestellt ist: Der Sattel ist zu niedrig oder zu hoch, und auch die Lenkstange ist nicht auf den Radler abgestimmt. Das aber sind ganz wichtige Voraussetzungen für diesen Sport.

Irrtum Nr. 10

Ein Apfel am Tag deckt den Vitaminbedarf des Sportlers.

Die Wahrheit: Das schafft ein einziger Apfel nie, weil der Vitaminbedarf – wie auch der Mineralstoffbedarf – beim Sportler höher ist als bei einem Nichtsportler. Daher sollte man sich an die Regel der Deutschen Gesellschaft für Ernährung halten: fünfmal am Tag rohes

Obst, und zwar verschiedene Obstsorten, und frisches Gemüse, so viel, wie jeweils in eine Hand hineingeht.

Irrtum Nr. 11

Weißmehlprodukte sind für den Sportler ungesund.

Die Wahrheit: Weißmehl hat bloß weniger Vitamine, Mineralstoffe und Spurenelemente, die ja in großen Mengen in der Randschicht und im Keim des vollen Korns sitzen. Aber es ist nicht ungesund. Weißmehl ist ein kurzkettiges Kohlenhydrat, das rasch den Verdauungstrakt passiert und schnelle Energie liefert, was beim Sportler in vielen Situationen notwendig ist, zum Beispiel, wenn er startet und wenn er am Ende erschöpft und müde ist. Ideale Weißmehlprodukte für die Kurzzeitenergie des Sportlers sind Teigwaren.

Irrtum Nr. 12

Der Sportler darf niemals nach dem Genuss von Steinobst Wasser trinken, sonst bekommt er Bauchschmerzen.

Die Wahrheit: Diese Warnung mag früher einmal berechtigt gewesen sein. Sie stammt aus einer Zeit, in der das Wasser aus Brunnenanlagen kam, die nicht kontrolliert wurden und mit Bakterien verseucht waren. Die Bakterien verursachten gemeinsam mit dem Obst Magenbeschwerden.

Irrtum Nr. 13

Spinat gibt Kindern Kraft für den Sport.

Die Wahrheit: Eisen sorgt für Vitalität und Kraft. Früher glaubte man, dass Spinat extrem viel Eisen liefert. Das ist aber inzwischen längst widerlegt. Irgendwann hat sich bei der Eisenanalyse in einem Labor ein Kommafehler eingeschlichen, der dann jahrzehntelang übernommen und weitergegeben wurde. Daher sollte man Kinder auch nicht zwingen, Spinat zu essen. Bestimmte Säuren in dem Gemüse rufen bei Kindern Ekel hervor. Spinat ist eine Speise für Erwachsene. Studien an der Rutgers University in New Jersey, USA, haben ergeben: Nicht das Eisen im Spinat macht stark. Es sind hormonähnliche Substanzen, die das Muskelwachstum beschleunigen. Und das vor allem bei Menschen über 40. Durch den Einfluss von Spinat steigern die Muskeln ihre Eiweißproduktion und damit ihr Wachstum um bis zu 20 Prozent. Außerdem stärkt Spinat durch seine Carotinoide die Sehkraft und die Atemwege.

Irrtum Nr. 14

Kamillentee hilft dem Sportler gegen entzündete Augen.

Die Wahrheit: Ganz falsch. Dies steht zwar in vielen alten Gesundheitsbüchern, aber der Tee aus Kamillenblüten trocknet die Schleimhäute aus und verstärkt oft sogar die Entzündungen. Außerdem kann der feine Kamillenstaub Allergien auslösen.

Irrtum Nr. 15

Das tägliche Frühstücksei ist für den Sportler wegen des Cholesterins gefährlich.

Die Wahrheit: Mehrere Studien in sieben Staaten der Europäischen Union haben schon vor Jahren nachgewiesen: Das Ei stellt für einen gesunden Menschen keine Cholesteringefahr dar. Es hat bei den meisten keinen negativen Einfluss auf den gesunden Cholesterinspiegel. Im Eigelb befinden sich zwar erhebliche Mengen an Cholesterin. Doch es liefert auch gleich die »Cholesterin-Polizei« mit, den fettähnlichen Stoff Lecithin, der das Cholesterin ungefährlich macht.

Irrtum Nr. 16

Frisches Gemüse ist gesünder als Tiefkühlgemüse.

Die Wahrheit: Das kann man wirklich nicht sagen. Das frische Gemüse wird oft über weite Strecken transportiert und lange gelagert. Außerdem wird es unreif geerntet. Tiefkühlgemüse dagegen wird reif und erntefrisch binnen einer Stunde schockgefrostet und baut die Vitalstoffe in der Kälte nur langsam ab.

Irrtum Nr. 17

Das Serotonin in der Banane macht den Sportler glücklich.

Die Wahrheit: So kann man das nicht sagen. Das Serotonin der Banane aktiviert unser körpereigenes, müde gewordenes Serotonin. Und unser eigenes Serotonin baut dann unsere Stimmung auf. Darum sollte der Wanderer, Läufer und Radfahrer immer eine Banane bei sich haben.

Irrtum Nr. 18

Salat ist als Sportlernahrung immer gesund.

Die Wahrheit: Nicht immer. Der Sportler sollte spätabends keinen Salat, vor allem keinen Blattsalat, konsumieren. Da bleibt ein Teil unverdaut oder halb verdaut im Darm bis zum nächsten Morgen. Das führt zu Gärungen und bildet Fuselalkohole, welche die Leber belasten. Es kommt zu starker Gasbildung und einem Bauchhochstand.

Irrtum Nr. 19

Müsli mit frischem Obst jeder Sorte ist immer gesund.

Die Wahrheit: Leider nicht. Saure Früchte und langkettige Kohlenhydrate vertragen sich nicht. Dazu gehören zum Beispiel der Apfel und

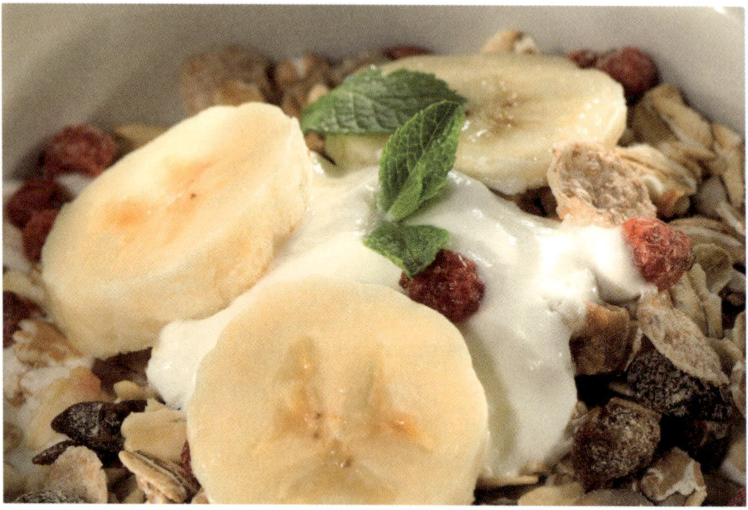

die Pflaume. Gut mit dem Müsli vertragen sich: Bananen, Papayas, Mangos, Birnen. Sehr schlecht nach dem Müsli ist auch etwas Salziges wie etwa Käse.

Irrtum Nr. 20

Ein voller Bauch trainiert nicht gern.

Die Wahrheit: Wer vor dem Sport zu viel gegessen hat, läuft Gefahr, träge und nicht leistungsstark genug zu sein. Viel gravierender jedoch ist die Tatsache, dass ein leerer Bauch noch viel weniger gern trainiert. Und das kann auch unangenehme Folgen haben. Dies gilt zum Beispiel für all jene, die kein Frühstück zu sich nehmen und dann joggen gehen. Wer vor dem Sport seinen Kohlenhydratspeicher nicht auffüllt, dem droht Muskelverlust. Außerdem wird die Immunkraft geschwächt. Ohne Frühstück bleibt der Blutzuckerspiegel niedrig. Beim Sport sinkt er dann endgültig in den Keller. Die Folge: Der Körper beginnt Aminosäuren und Körpereiweiß abzubauen. Das geht auf Kosten vom Blut, von den Muskeln und den Nerven.

Irrtum Nr. 21

Nur regelmäßiges sportliches Training hält fit und gesund.

Die Wahrheit: Der amerikanische Epidemiologe Dr. Steven Blair hat nachgewiesen, dass man nicht immer auf sportliches Training achten muss. Auch Spazierengehen und Gartenarbeit halten fit und haben einen sehr positiven Einfluss auf die gesundheitlichen Werte eines Menschen.

Irrtum Nr. 22

Wer Freizeitsport treibt, sollte über den Tag verteilt fünf kleine Mahlzeiten statt drei große Mahlzeiten zu sich nehmen.

Die Wahrheit: Viele kleine Mahlzeiten stören den Sport. Das Verdauungssystem hat ständig zu tun. Die Bauchspeicheldrüse kommt mit ihrer Insulinproduktion in Stresssituationen. Mehrere kleine Mahlzeiten machen dick. Wenn es auch niemand wahrhaben will: Viele kleine Mahlzeiten sind das Prinzip der Schweinemast.

Irrtum Nr. 23

Beim Sport muss man viel Wasser trinken.

Die Wahrheit: Natürlich braucht der Körper, der beim Sport Flüssigkeit durch Schweiß verliert, Nachschub. Doch die Wasserversorgung muss wohldosiert sein. Am besten pro Stunde einen Liter Wasser in Miniportionen, also immer wieder in kleinen Schlucken, trinken. Das ist die optimale Versorgung des Körpers. Dann ist das stille Wasser mit seinen Mineralstoffen ein Segen und wird zum Naturdoping. Wer in kurzer Zeit Unmengen Wasser trinkt, schwitzt auch sehr viel aus und verliert dadurch zu viele wertvolle Mineralsalze. Wer nur eine Stunde Sport treibt, für den ist die Wasserzufuhr kein großes Thema. Da genügt oft ein Viertelliter zum Start und als Reserve ebenso viel in einer kleinen Wasserflasche.

Irrtum Nr. 24

Eiskaltes Wasser oder eiskalter Früchtetee erfrischen den Freizeitsportler am besten.

Die Wahrheit: Völlig falsch. Erstens: Das eiskalte Getränk löst einen intensiven Schweißausbruch aus, der dem Sportler Kraft nimmt. Zweitens: Der Körper muss zusätzlich zu seinen Kräften für den Sport auch noch verstärkt Energie zur Verfügung stellen, damit das kalte Wasser so schnell aufgewärmt ist, dass es in der Mitte der Speiseröhre bereits Körpertemperatur hat. Ideal für den Freizeitsport ist ein lauwarmes Getränk.

Irrtum Nr. 25

Tanzen ist kein Freizeitsport.

Die Wahrheit: Tanzen kann man sehr wohl als wertvollen Freizeitsport bezeichnen. Ganz besonders, wenn er im Freien ausgeübt wird. Die Verdauung wird angeregt. Man kann mit Tanzen Verstopfung besiegen. Der gesamte Stoffwechsel wird verbessert. Wer fünf Wochen lang regelmäßig tanzen geht oder einen Tanzkurs besucht, der verbessert seine Leistungsfähigkeit, stärkt Herz und Kreislauf. Durch die rhythmischen Bewegungen werden verspannte und verkrampfte Muskeln gelockert, Alltagsstress wird rasch abgebaut. Wer sich bei Musik im Kreise dreht, einen lieben Mitmenschen in den Armen, produziert Glückshormone. Haltungsschäden an der Wirbelsäule können optimal korrigiert werden. Bauch- und Rückenmuskeln werden gestärkt. Die Durchblutung im Unterleib sowie in den Beinen wird gefördert. Das ist speziell für Menschen über 50 Jahre sehr wichtig, vor allem für jene, die wenig wandern und spazieren gehen. Die Bein- und Fußmuskeln werden gestärkt, die Hüften werden gelenkiger. Außerdem hilft Tanzen beim Abnehmen: Beim Foxtrott verliert man in einer Stunde 300 Kilokalorien, beim Wiener Walzer 350 und beim Rock 'n' Roll sogar 600 Kilokalorien.

Irrtum Nr. 26

Unsere Großmütter kannten einen Spruch, der da lautete: »Gehe niemals mit vollem Magen schwimmen. Du kannst untergehen und ertrinken!«

Die Wahrheit: Es ist in der Geschichte kein einziger solcher Fall jemals dokumentiert worden. Wer eine Mahlzeit von normaler Menge gegessen hat, wird sicher unbeschadet schwimmen gehen können. Die Frage ist, ob er Lust dazu hat. Wer viel gegessen hat, wird müde sein und vermutlich ganz automatisch etwas abwarten. Die Müdigkeit lässt sich erklären: Nach dem Essen wird mehr Blut aus anderen Körperregionen – auch vom Gehirn – in den Verdauungstrakt geleitet, weil es dort gebraucht wird. Kinder und Erwachsene, die Kreislaufprobleme haben, sollten nicht gleich nach dem Essen in kaltem Wasser schwimmen. Wenn jemand Schwimmen zu seinem Freizeitsport gewählt hat, dann wird er ohnehin davor nur leichte und leicht verdauliche Nahrung in kleinen Mengen aufnehmen, damit er in seiner Leistung nicht behindert ist.

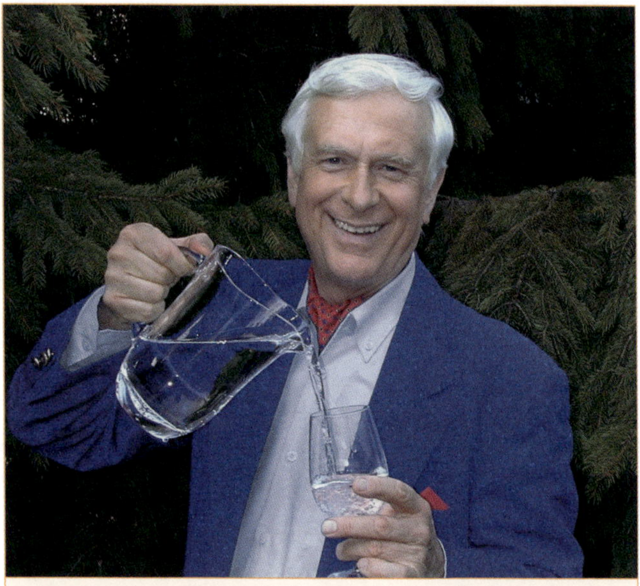

Trinken

von Fritz Eckenga

Weil's in diesen Tagen wenig sagen,
wollt' ich kurz mal hingewiesen haben,
darauf, dass es wichtig ist,
nicht nur, dass man nicht vergisst,
schon am frühen Morgen
Nachtschweiß zu entsorgen,
ab und zu mit Lappen,

Tagschweiß zu verklappen,
abends dann ins Bad zu sinken,
um sich gründlich zu entstinken.
Vor allem nämlich muss man trinken!
Trinken! Trinken! Trinken! Trinken!

Konsultiern Se mal die Spezialisten:
Getränkemarktbesitzer, Internisten,
Pathologen, Bierverleger,
Sportreporter, Altenpfleger,
Bademeister, Eisverkäufer,
Hirnchirurgen, Wiedertäufer,
Saunatester, Rasensprenger,
Luftbefeuchter, Rutengänger,
Wellenmacher, Bunsenbrenner,
Beckenbauer, Kachelmänner,
alle werden konstatieren:
Vorsicht vor dem Dehydrieren!
Lieber mal ein wenig stinken,
als zu wenig trinken, trinken!

Selbst die Trockendockbesitzer,
von Natur aus üble Schwitzer,
warnen vor dem Saftverlust,
sagen jedem: Sauf! Du musst!
Tust du 's nicht zum Selbsterhalt,
droht die Trinkerheilanstalt!

Wo die Zwangsbefeuchtung winkt,
jedem, der nicht selber trinkt.
Völker, hört auf die Signale:
Schluckt noch eine Apfelschale.
Nicht in Agonie versinken!
Sondern trinken! Trinken! Trinken!

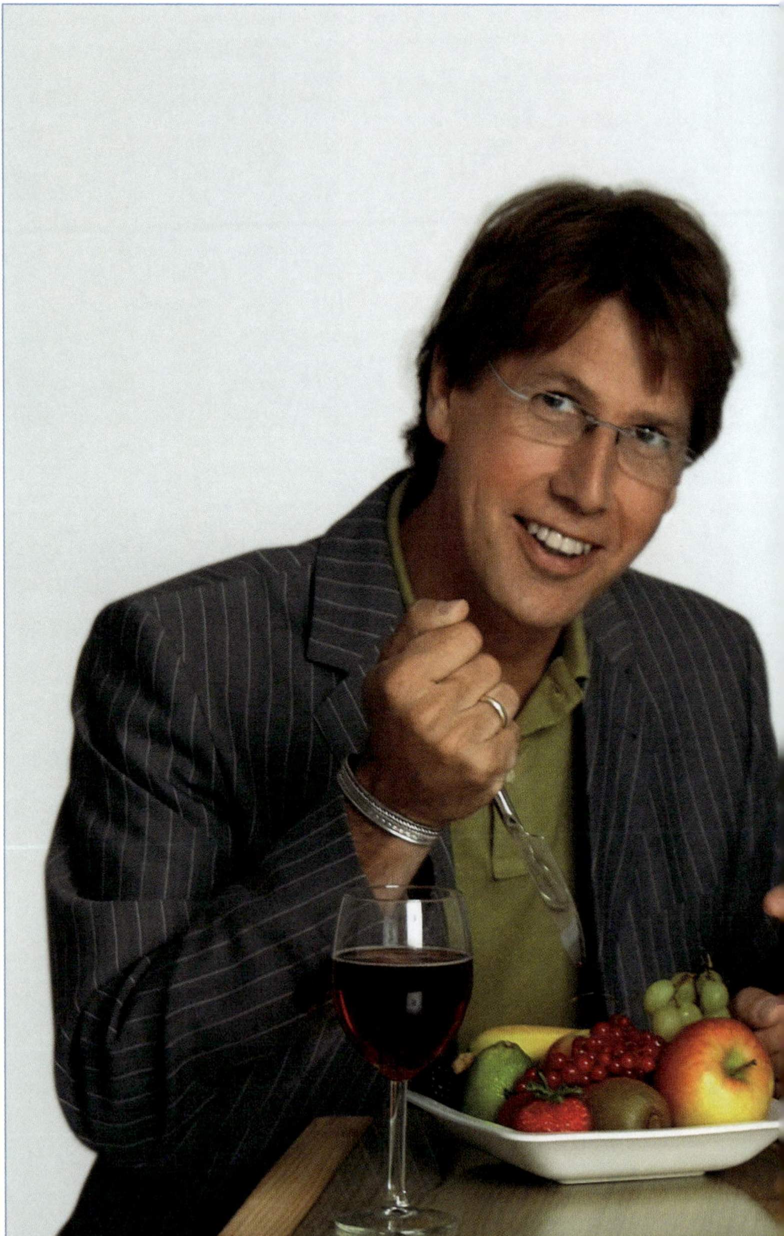

Das gute Doping:
Wie wir die Kräfte der Natur nutzen können

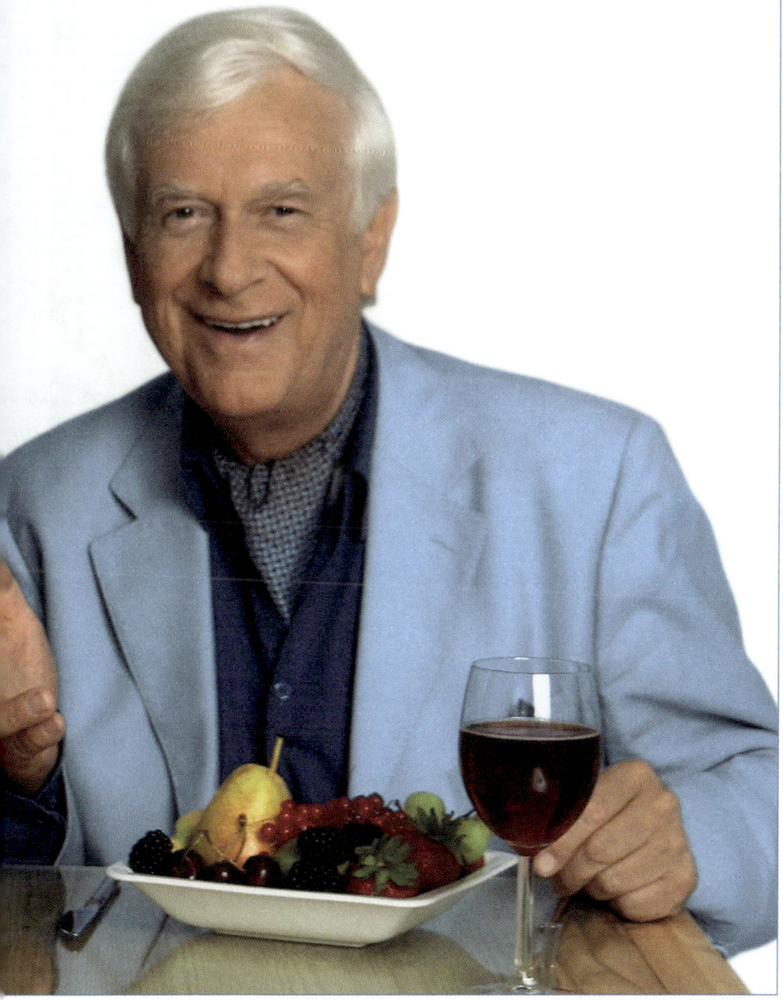

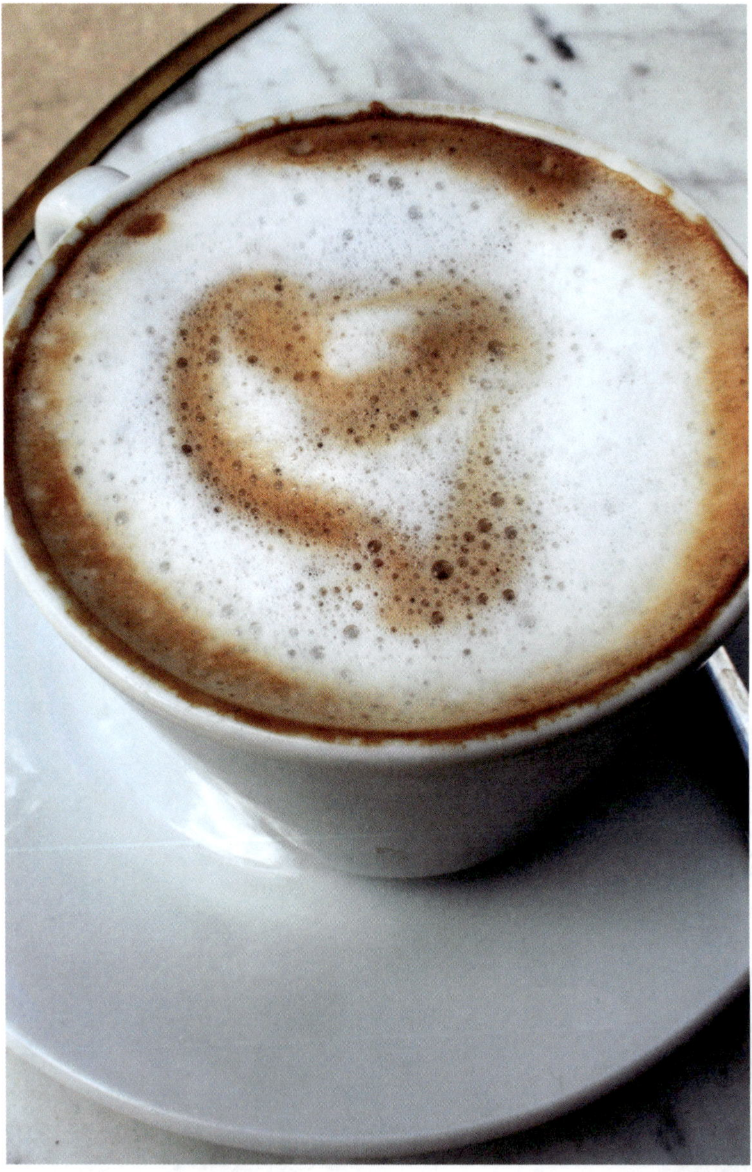

1 Naturdoping

von Peter Großmann

Was für eine Aufregung gab es im vergangenen Jahr in Japan. Nicht nur um Epo, Kortison oder Eigenblut kann es beim Doping gehen, sondern auch um ganz natürliche Substanzen. Und es fing so harmlos an. Der japanische Fußballprofi Kazuki Ganaha hatte Grippe, wollte aber unbedingt spielen. Und sein Klub Kawasaki Frontale brauchte ihn. So entschied er sich zusammen mit dem Teamarzt zu einer ungewöhnlichen Methode. Ganaha bekam Knoblauch verabreicht, und zwar intravenös.

Nun muss man wissen, dass dies eigentlich kein schlechter Trick ist. Es ist durchaus bekannt, dass schon die alten Griechen **KNOBLAUCH** verabreichten, denn er gilt seit jeher als natürliches Antibiotikum. So kam er bereits bei den verheerenden Pestepidemien vergangener Tage zur Anwendung und wurde noch im Zweiten Weltkrieg als »russisches Penicillin« gegen Infektionskrankheiten verabreicht. Zwar ist seine Wirkung deutlich schwächer als die des echten Penicillins, doch entwickeln die Erreger gegen Knoblauch keine Resistenz. Ein Teil seiner Inhaltsstoffe wird über die Lunge wieder ausgeschieden, sprich über die Atemluft. Betroffene wissen davon ein Lied zu singen. Der andere Teil hat eine appetitanregende, verdauungsfördernde, harntreibende und allgemein kräftigende Wirkung und beugt Zivilisationskrankheiten vor, insbesondere

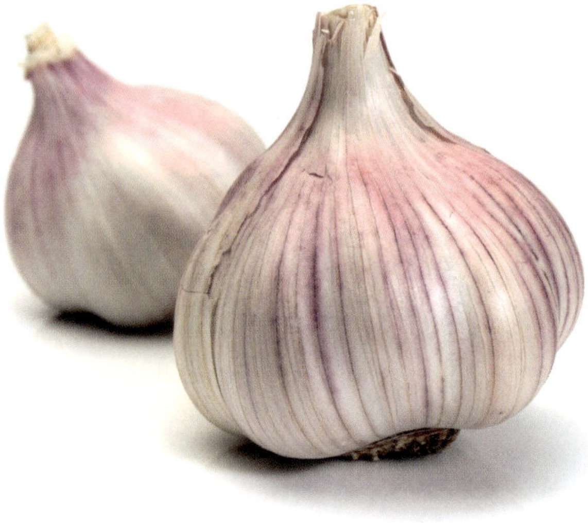

Erkrankungen des Herz-Kreislauf-Systems. Auch wer an Bluthochdruck oder Arterienverkalkung leidet, kann sich vom Knoblauch Hilfe erhoffen.

Für unseren tapferen japanischen Fußballprofi aber ging die Sache mit dem Knoblauch gar nicht gut aus. Er wurde gesperrt – wegen Dopings. In der japanischen Liga nämlich sind Infusionen aller Art während der laufenden Saison verboten. Der internationale Sportgerichtshof CAS hob die Strafe später auf, allerdings musste der Verein umgerechnet 60 000 Euro Strafe zahlen. Teurer Knoblauch.

Generell sollte man also aufpassen, wie man etwas zu sich nimmt und natürlich auch was. Viel wird über leistungssteigernde Mittel diskutiert; einige davon sind legal erhältlich, doch die Frage nach dem Nutzen stellt sich nach wie vor.

Am besten von der Wissenschaft untersucht sind die **KOHLENHYDRATE**, die Energielieferanten des Körpers. Sie befinden sich in so leckeren Gerichten wie Nudeln und Kartoffeln, die gegenüber zuckerhaltigen Lebensmitteln zusätzlich noch Vitamine und Mineralstoffe aufweisen. Sind Kohlenhydrate ausreichend verfügbar, wird ein höherer Energieumsatz ermöglicht. Sie verzögern den Abfall des Blutzuckerspiegels und vermeiden im Idealfall einen Hungeranfall während des Sports, der dann mühsam mit Zucker bekämpft werden muss.

Fast jeder hat schon einmal von den legendären Pasta-Partys vor Marathonläufen gehört. Damit sollen die Kohlenhydratspeicher vor der großen Belastung aufgefüllt werden.

Viel diskutiert wird unter Sportlern die Zufuhr von **L-CARNITIN**, einem Trägermolekül, das notwendig ist, um Fettsäuren in die Kraftwerke der Muskelzelle zu bringen, wo die Fettverbrennung stattfindet. L-Carnitin findet sich in der Nahrung in rotem Fleisch und Fisch und soll den Stoffwechsel optimieren.

Wissenschaftler halten eine zusätzliche Zufuhr für unnötig, da bei gesunden Menschen keine Leistungssteigerung oder erhöhte Fettverbrennung festgestellt wurde.

KOFFEIN ist im Sport eine regulierte Droge, die bis 2004 auf der Dopingliste stand und weiterhin von der Welt-Anti-Doping-Agentur (WADA) beobachtet wird. Koffein kommt in vielen natürlichen Lebensmitteln vor, außer im Kaffee unter anderem in Schokolade und Kakao. Um den Grenzwert zu überschreiten, musste der Sportler allerdings vier bis fünf Tassen schwarzen Kaffee oder drei bis vier Liter Cola trinken. Koffein hat eine stimulierende Wirkung auf Antrieb, Stimmung, Reaktion und Konzentration.

Modern sind die sogenannten **ENERGYDRINKS**, aber helfen sie auch? Da neben Zucker die Hauptbestandteile dieser Getränke Koffein und/oder Taurin sind, ist die potenzielle Leistungssteigerung auf den Kohlenhydrat- und Koffeingehalt zurückzuführen. Sie wirken stimulierend und anregend, können aber Nebenwirkungen wie Kopfschmerzen, Muskelzittern und Herzrhythmusstörungen auslösen. Vorsicht: Energydrinks wirken entwässernd, also bitte nicht als Durstlöscher verwenden.

Noch ein Wort zur Frage, was man überhaupt braucht und was nicht. Wenn man als Sportler schwitzt, verbraucht man vor allem Salz und Mineralien. Glaubt man dem Spitzenkoch Vincent Kling, so müsse man, um den Verlust auszugleichen, nur ab und zu eine Prise Meersalz auf die Zunge geben. Sportler aber seien grundsätzlich dem Glauben verfallen, dies allein könne nicht helfen. »Der Glaube wird in bunten Tütchen mitgeliefert, und die meisten dieser Fitnessgetränke und Pülverchen sind Vehikel und Illusion«, sagte Kling in einem Interview mit der FAZ im September 2008.

Und noch einen interessanten Aspekt liefert der Koch, der selbst Radrennfahrer und Bergsteiger war. Er unterstützt die These, die auch einige Sportpsychologen inzwischen immer deutlicher erkennen. Denn die vermeintlich gut gemeinten Cocktails, die Sportler zur Verbesserung ihrer Leistung meist unreflektiert zu sich nehmen, seien Einstiegsdrogen. Noch einmal Vincent Kling: »Da wird der Wille sichtbar, sich zu verbessern, ohne diese Verbesserung aus sich selbst heraus zu generieren. Das ist die geistige Haltung des Dopers.« **NAHRUNGSERGÄNZUNGSMITTEL** seien die Erfindung einer einfallsreichen Industrie, die erkannt habe, dass mit Hobbywanderern mit ihrem Speckbrot im Rucksack und der Apfelsaftflasche keinerlei Geschäfte zu machen sind. Geschäftsmäßig seien diese Personen für die Sportindustrie Totalversager.

Lassen Sie sich also von der geballten Kraft der Werbebotschaft nicht einschüchtern. Meistens findet man eine weniger spektakuläre Methode, um seine Höchstleistung erbringen zu können.

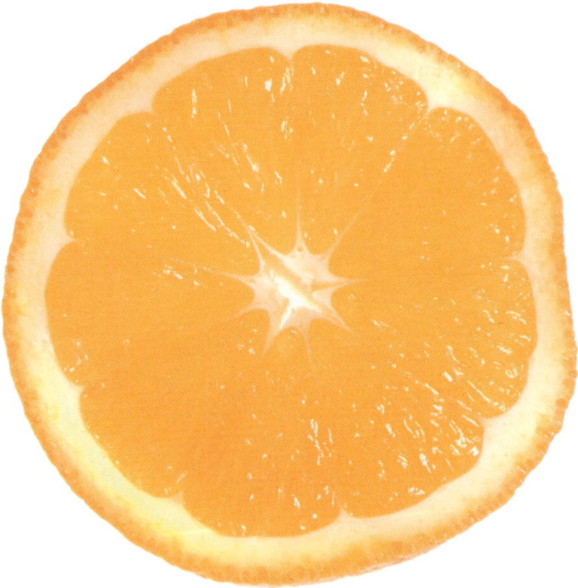

2 *Fit für die Bewegung: So ernähre ich mich richtig*

von Hademar Bankhofer

Die gezielte, richtige Ernährung ist beim Freizeitsport wie bei allem im Leben eine ganz wichtige Grundlage für gute Leistung, Fitness und Vitalität. Man könnte sagen: Die richtige Ernährung ist ein gesundes, gutes Naturdoping.

Wie aber macht man es richtig? Welche Nahrung sollte man vor dem Sport zuführen? Was brauchen der Körper und der Geist während des Sports? Und wie baue ich mich nach dem Freizeitsport wieder auf?

Jedem, der regelmäßig Freizeitsport treibt, muss klar sein: Nicht nur die Liebe geht durch den Magen, sondern auch das sportliche Leistungsvermögen. Wer sich bewegt und dabei wohlfühlen möchte, der muss ganz bestimmte Regeln beim Essen und Trinken beachten. Wobei eines sehr wichtig ist: Die Nahrung beim Sport sollte nicht nur gesund sein. Sie muss auch gut schmecken. Denn der Genuss beim Essen darf niemals fehlen. Wer sich in diesem Sinne ernährungsmäßig gut vorbereitet, dem macht der Freizeitsport mehr Spaß.

Beim Spitzen- und Profisport kennen die Sportmediziner, was die Ernährung betrifft, feinste Unterschiede. Dem Hamburger Ernährungswissenschaftler Prof. Dr. Michael Hamm zufolge kann man die Ernährungsprinzipien beim Freizeitsport in zwei große Hauptgruppen teilen: Da gibt es die Ausdauersportarten und die Kraftausdauersportarten.

→ Zu den Ausdauersportarten gehören Langlauf, Radfahren, Skilanglauf, Wandern, Eislaufen, Tanzen, Schwimmen, Fußball, Handball, Wasserball und Tennis. Für all diese Freizeitsportarten gilt die Tagesregel: 55 bis 60 Prozent Kohlenhydrate (circa 500 Gramm), zehn bis 15 Prozent Eiweiß (circa 100 Gramm), 25 bis 30 Prozent Fett (circa 100 Gramm). Der tägliche Energiebedarf beträgt 3200–3500 Kilokalorien.

→ Zu den Kraftausdauersportarten zählt man Bergsteigen, Rudern, Skifahren, Surfen, Gymnastik, Volleyball. Da lautet die Vorgabe in der Ernährung etwas abweichend: 50 bis 55 Prozent Kohlenhydrate (circa 450 Gramm Kohlenhydrate), 15 bis 20 Prozent Eiweiß (150 bis maximal 200 Gramm) und 25 bis 30 Prozent Fett (circa 100 Gramm). Der tägliche Energiebedarf beträgt etwa 4200 Kilokalorien.

Wer regelmäßig Freizeitsport treibt und generell wissen möchte, wie man eine einfache Basis für eine entsprechende Ernährung schafft, der sollte sich folgende Regel vor Augen halten: nicht zu viel, nicht zu fett, nicht zu süß, nicht zu salzig.

Eine wesentliche Frage, die viele Freizeitsportler stellen, die auf gute Leistungen Wert legen, lautet: Was isst und trinkt man am besten vor dem Sport? Dabei sollte man unterscheiden: die Ernährung am Abend zuvor und dann am Tag der sportlichen Betätigung.

→ **AM TAG ZUVOR** sollte man kohlenhydratreich essen. Kohlenhydrate sind sozusagen das »Muskelbenzin«. Sie sind wichtig für die Ausdauer und Leistung am nächsten Tag. Ideal sind Vollkornteigwaren wie Nudeln, aber auch Reis mit Gemüse, Kartoffelpüree oder Folienkartoffeln mit Kräuterrahm, Joghurt mit Früchten. Greifen Sie niemals zu Speisen, die lange im Magen verweilen und abends oder gar noch am nächsten Morgen leicht zu Blähungen und Völlegefühl führen können. Wer keine Vollkornprodukte gewohnt ist, sollte auch am Tag vor dem Sport und am Tag selbst keine konsumieren. Eine kurze Verweildauer im Magen haben: Kefir, gekochter Fisch, ein Vier-Minuten-Ei, Haferflockensuppe oder Haferflockenbrei.

Hinter dem Begriff Kohlenhydrate stecken bekannte Bezeichnungen wie Glukose (Traubenzucker), Fruktose (Fruchtzucker), Invertzucker (wie im Honig), Haushaltzucker (Saccharose), Malzzucker (Maltose), Milchzucker (Laktose), Stärke und Ballaststoffe wie Pektin und Zellulose. Die in unseren Nahrungsmitteln enthaltenen Kohlenhydrate müssen zuerst von bestimmten Enzymen in sogenannte Einfachzucker umgewandelt werden, bevor man sie zur Energiegewinnung nutzen kann. Das gilt auch für den normalen Haushaltzucker. Durch die Umwandlung entstehen Glukose und Fruktose. Die idealen Rohstoffe in unserem Körper für die Glukosegewinnung zur Bereitstellung von lang anhaltender Energie sind Vollkorngetreide-Erzeugnisse wie Teigwaren, Vollkornbrot und Kartoffeln. Damit kann man die Energiespeicher langfristig für den Sport auffüllen.

→ **AM TAG DES SPORTS** selbst gilt: Zwei bis drei Stunden vorher sollte man eine Mahlzeit essen, die Kraft gibt. Beispiel: Haferbrei oder Müsli mit Weizenkeimen. Unmittelbar vor dem Sport sollte man dann nur noch eine Kleinigkeit essen. Etwa eine Banane, eine Scheibe Vollkornbrot mit ganz wenig Butter und wenig Honig. Hungrig an den Start zu gehen ist schlecht fürs Gehirn, für die Nerven und für die Energie. Allerdings sollte man auch nicht mit vollem Magen den Sport beginnen. Auch jetzt sind wieder leicht verdauliche Speisen gefragt.

Vielleicht kann Ihnen eine kleine Auflistung mit praktischen Beispielen Anregungen geben, was Sie **VOR EINER SPORTLICHEN AKTION** essen und was Sie nicht essen sollten:

- Richtig: Kartoffeln in Form von Püree, Pellkartoffeln und gekochten Kartoffeln. Falsch: Bratkartoffeln, Röstkartoffeln, Chips, Pommes, Kroketten, Kartoffelsalat.

- Richtig: leichtes Vollkornbrot, Knäckebrot, Zwieback, Mischbrot, Vollkornkekse. Falsch: allzu frisches, grobkörniges Brot, Blätterteiggebäck, Mürbeteig, frisches Hefegebäck, Sahnetorte.

- Richtig: junges, zartes und gedämpftes Gemüse, püriertes Gemüse, Blattsalate. Falsch: Kohlgemüse, Hülsenfrüchte, Schwarzwurzeln, Rettich, Zwiebeln, Mayonnaise-Salate, Gurkensalat.

- Richtig: frisches Obst wie Bananen, Äpfel, Birne, Melone, Kiwi, Orange, Erdbeeren, Kompott. Falsch: unreifes Obst, Pflaumen, Rhabarber.

- Richtig: Vollkorngetreide-Flocken, besonders wichtig: Haferflocken, Vollkornteigwaren, Weizenkeime. Ideal sind Hartweizengrieß-Nudeln, keine Eiernudeln. Dazu Tomatensoße. Falsch: alle fettreichen Getreidegerichte.

→ Richtig: Vier-Minuten-Ei, Rührei ohne Fett, gestockte fettfreie Spiegeleier. Falsch: fettreiches Rührei, fetter Pfannkuchen, Eiersalat mit Mayonnaise.

→ Richtig: als Brotaufstrich wenig Butter oder wenig Pflanzenmargarine. Falsch: Schweineschmalz, Griebenschmalz.

→ Richtig: Sauermilch, Buttermilch, fettarme Trinkmilch, Quark, Hüttenkäse, Kakao, Molke. Falsch: fettreiche und scharf gewürzte Käse, vor allem Hartkäsesorten.

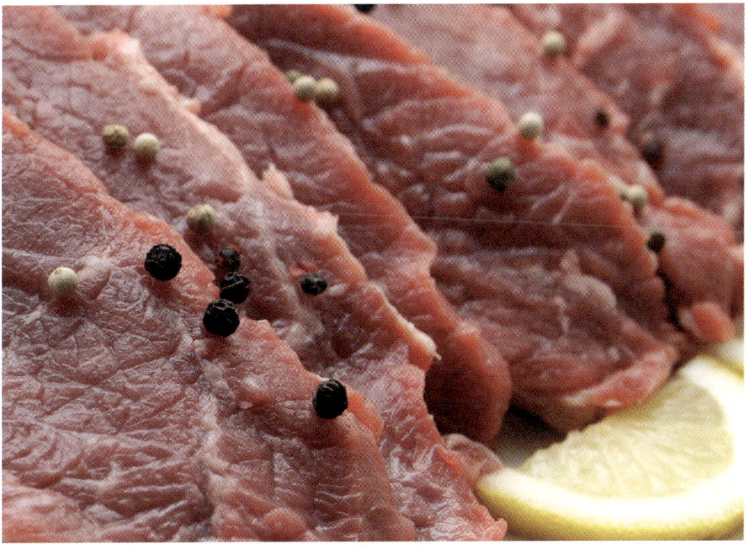

- Richtig: mageres Fleisch vom Rind oder Geflügel, fettarme Putenwurst oder Putenschinken, Lachsschinken. Falsch: fette Wurstsorten wie zum Beispiel Salami, Pökelfleisch, stark geräucherter Schinken, Frikadellen, Fleisch aus der Fritteuse, Speck, Fleisch von der Ente oder Gans, Wild.

- Richtig: fettarmer Fisch wie Schellfisch, Kabeljau, Scholle, Goldbarsch, Zander und Seezunge, alle gekocht oder gegrillt. Falsch: panierter oder gebratener Fisch, Räucherfische, Ölsardinen aus der Dose, Thunfisch, Hering in Soße.

- Richtig: Gemüsebrühe mit Reis oder Teigwaren, Tomatensuppe, Kartoffelsuppe, pürierte Erbsensuppe. Falsch: fette Fleischbrühe, Linsen- oder Bohnensuppe, Zwiebelsuppe.

- Richtig: stilles Mineralwasser, ungesüßter Tee, mit Wasser verdünnte Gemüse- und Obstsäfte, Tomatensaft. Falsch: Mineralwasser mit Kohlensäure, süße Limonaden, Alkohol in jeglicher Form.

Meiden Sie grundsätzlich am Tag zuvor oder am Tag des Freizeitsports **FETTE SPEISEN**: Fett macht sehr träge. Jeder von uns hat schon einmal erlebt, wie müde und faul man nach dem Genuss eines fetten Schweinebratens ist. Fett ist zwar ein hervorragender Geschmacksträger und sättigt gut. Aber es setzt eindeutig die Leistungsfähigkeit und die Ausdauer herab. Wenn zu viel Fett in der Nahrung ist, können nicht genügend Kohlenhydrate und Eiweiß aufgenommen werden. Da wir alle in unserer täglichen Nahrung fast 40 Prozent Fett konsumieren, sollte man beim Sport auf fettarme

Speisen achten. Und bei der Auswahl der Fette sollte man überwiegend pflanzliche Fette und Öle zuführen, aber auch in bescheidenem Maße Butter.

Was das **EIWEISS** betrifft: Kombinieren Sie tierisches und pflanzliches Eiweiß 50 zu 50. Also: einerseits Hülsenfrüchte und Getreide, andererseits Geflügel, Käse, Fisch und Ei.

Wollen Sie wissen, welche Lebensmittel für den Freizeitsportler auf der Hitliste an oberster Stelle stehen, weil sie für gute Leistung im Sport besonders wichtig sind? Herbert Steffny, Diplombiologe und dreizehnfacher Meister in verschiedenen Laufdisziplinen, hat solch eine Liste für den Läufer zusammengestellt; sie gilt für alle Freizeitsportarten. Zu den wichtigsten Lebensmitteln für Erfolg, Wohlgefühl und Spaß beim Sport gehören: Äpfel, Bananen, Brokkoli, Erdbeeren, Haferflocken, Hirse, Joghurt, Kartoffeln, Kiwis, Knoblauch, Wildlachs, fettarme Milch, stilles Mineralwasser, Müsli, Nudeln, Nüsse, Oliven, Orangen, Paprika, Popcorn, dunkle Schokolade, ein Steak, Spinat, Tomaten, Trockenfrüchte, Vollkornbrot, Naturreis.

Darum ist das Trinken von **WASSER** im richtigen Maße vor und beim Freizeitsport wichtig: Wasser ist für die gesunde Funktion von Herz, Kreislauf und Nieren zuständig. Wasser schmiert die Gelenke und bettet das Gewebe und die Organe gut ein. Wasser löst Nährstoffe und transportiert sie über das Blut zu den Organen. Wasser hilft bei der Müllentsorgung im Körper und transportiert rasch Stoffwechsel-Abfallprodukte über Nieren, Harn und Schweiß ab. Die Hälfte unseres Körperwassers sitzt in unseren Muskeln. Und das Hirn besteht zu 75 Prozent aus Wasser. Muskeln und Hirn brauchen wir für den Sport, also brauchen wir auch unbedingt Wasser.

Doch wir dürfen den Organismus vor und während sportlicher Aktivitäten nicht mit übertriebener Flüssigkeitszufuhr überfordern oder gar gefährden. Trinken Sie Wasser nicht literweise in einem Schwung, sondern schluckweise in kleinen und kleinsten Mengen. Wer Wasser vor dem Sport und danach in sich hineinleert, fördert damit eine Rekord-Flüssigkeitsausscheidung, die wiederum mit einem plötzlichen Verlust von wertvollen Mineralstoffen und Spurenelementen einhergeht. Und ganz ehrlich: Wer den Freizeitsport ganz gemütlich und nicht zu lange durchführt, braucht in seinem Trinkverhalten nicht viel ändern. Machen Sie es wie vor einem Saunagang oder vor einem Besuch in der Infrarotkabine: Trinken Sie ein großes Glas stilles Wasser.

Was sollte man nun **WÄHREND DES SPORTS** an Essen und Trinken dabeihaben?

Essen sollte man während des Sports in kleinen Mengen leicht verdauliche Speisen: Bananen, Trockenfrüchte wie Datteln, Feigen, Rosinen, Apfelringe, Müsliriegel, Joghurt und als konzentrierte, schnelle Energiezufuhr nur für den Notfall gegen Erschöpfung ein kleines Stück Traubenzucker. Grundsätzlich ist Traubenzucker als ständiger Sportproviant nicht ideal, weil er in der Bauchspeicheldrüse einen erhöhten Insulinausstoß verursacht.

Eine sehr wichtige Frage: Was isst und trinkt man **NACH DEM SPORT**? Da sind in erster Linie wieder Kohlenhydrate wichtig, und zwar unmittelbar nach dem Sport erst einmal schnelle und leicht verdauliche Lebensmittel wie Weißbrot, geschälter Reis oder Teigwaren aus weißem Mehl. Bereits zwei bis drei Stunden später allerdings ist es sinnvoller, langkettige Kohlenhydrate zu konsumieren, damit der Körper seine Kraftspeicher wieder aufladen kann. Jetzt isst man Vollkornprodukte, Vollkornteigwaren, Naturreis.

Ganz wichtig ist nach dem Sport auch die Eiweißzufuhr. Damit verhindert man einen zu großen Energieverlust. Je anstrengender der Sport war, desto mehr Eiweiß braucht man danach. Ideal: Quark, Joghurt, Milchreis, Haferflocken in Milch. Sonst noch sehr wichtig nach dem Sport: gedämpfte Kartoffel, Dinkelgrießbrei, Haferflockensuppe, Naturreis mit Gemüse. Sehr beliebt und auch sehr sinnvoll ist ein Müsli.

Nach dem Sport ist auch die Zufuhr von Vitaminen und Mineralstoffen wichtig: Vitamin C in Form von Zitrusfrüchten wie Orangen, Mandarinen, Grapefruits, Kiwis, Zitronenlimonade, Sanddornsirup eins zu sieben mit Wasser verdünnt. Ebenso sollte man auf die Zufuhr von Eisen achten: mit Kresse, Kürbiskernen, Sonnenblumenkernen und Nüssen. Sehr wichtig ist auch das Magnesium aus Trockenfrüchten. Ideale Kombination von Vitamin C und Magnesium: ein Viertelliter frisch gepresster Orangensaft und vier Esslöffel Feigensirup aus dem Reformhaus. Empfehlenswert ist auch ein Heilwasser mit reichlich Magnesiumgehalt. Ein Superpower-Drink nach dem Sport für Herz und Kreislauf: ein Viertelliter Tomatensaft mit zwei Esslöffeln Leinöl und einem Schuss Limettensaft, gewürzt mit etwas Salz und Pfeffer. Obst- und vor allem Gemüsesäfte sind nach dem Freizeitsport wichtig, weil nach körperlicher Belastung der Mineralstoff Kalium aus der Muskelzelle ausgeschwemmt wird. Kalium ist für Muskeln, Nerven und Herz wichtig.

Immer wieder wird auch die Frage gestellt: Freizeitsport und **VEGETARISCHE KOST** – geht das? Viele Freizeitsportler ernähren sich vegetarisch und können sich mit genügend Vital- und Energiestoffen

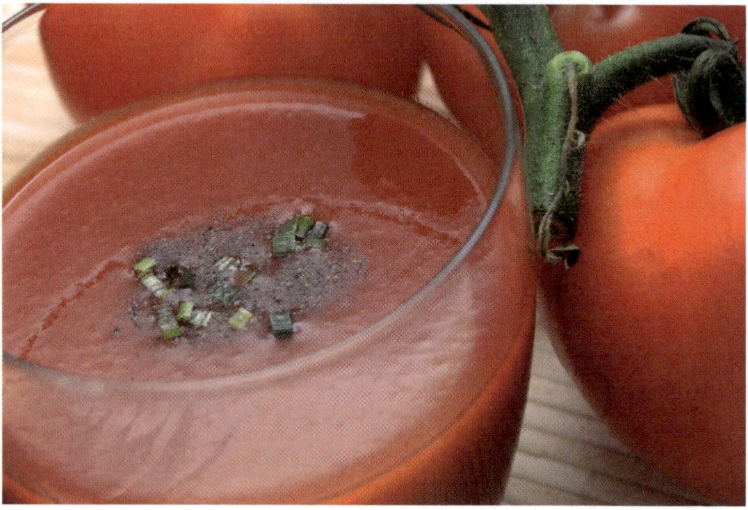

versorgen, wenn sie auch Eier und Milchprodukte auf dem Speiseplan stehen haben. Probleme kann es bei den Veganern geben, die grundsätzlich keine tierischen Lebensmittel zu sich nehmen. Sie haben mitunter Engpässe mit Eisen, Vitamin B12, Zink, Jod und Selen. Wegen des Mangels an Vitamin B12 weisen sie oft einen hohen Homocystein-Spiegel auf, was eine Gefahr für Herz und Kreislauf darstellt. Für den Freizeitsport genügt es, sich mit Soja, Hülsenfrüchten, Kartoffeln, Vollkornprodukten und Nüssen zu versorgen. Beim Leistungssport hingegen kann es kritisch werden.

Ist nach dem Freizeitsport ein kühles **BIER** erlaubt? Bitte erst nach zwei bis drei Stunden! Nach dem Sport ist die Leber gestresst genug, da muss sie nicht auch noch mit Alkohol konfrontiert werden. Außerdem fördert Alkohol die Entwässerung, der Körper verliert noch mehr Flüssigkeit. Die bessere Lösung ist sicher alkoholfreies Bier oder ein anderes alkoholfreies Hopfengetränk.

Gibt es kleine Energiegeheimnisse für den Freizeitsport? Speziell für Menschen über 50 macht es Sinn, natürliche **VITAL-SUBSTANZEN** zu sich zu nehmen. Da haben sich bewährt: Studentenfutter (Haferflocken, Nüsse, Rosinen), Trockenfrüchte wie zum Beispiel Apfelringe oder getrocknete Bananenchips.

Warum sollten wir bei der Ernährung an den **SAUERSTOFF** denken, wenn wir beim Sport verstärkt einatmen? Weil der Sauerstoff zwei Gesichter hat. Auf der einen Seite ist er für uns lebenswichtig, ist ein Energiespender, den unsere Atemwege aufnehmen müssen. Auf der anderen Seite versorgt er uns auch mit hochaggressiven Schadstoffmolekülen, den sogenannten freien Radikalen, die uns wie Rost befallen, uns frühzeitig alt und krank machen. Doch es gibt gegen diese freien Radikalen natürliche Abwehrmechanismen: die Antioxidantien. Wir schaffen uns diesen Schutz mit reichlich Obst und Gemüse, das uns mit speziellen Schutzstoffen versorgt. Dazu gehören: Selen, Zink, Kupfer, Mangan, Vitamin E, C, A und Betacarotin sowie andere Carotinoide und der rote Farbstoff Lycopin, wie er zum Beispiel in der Tomate dominierend vorkommt.

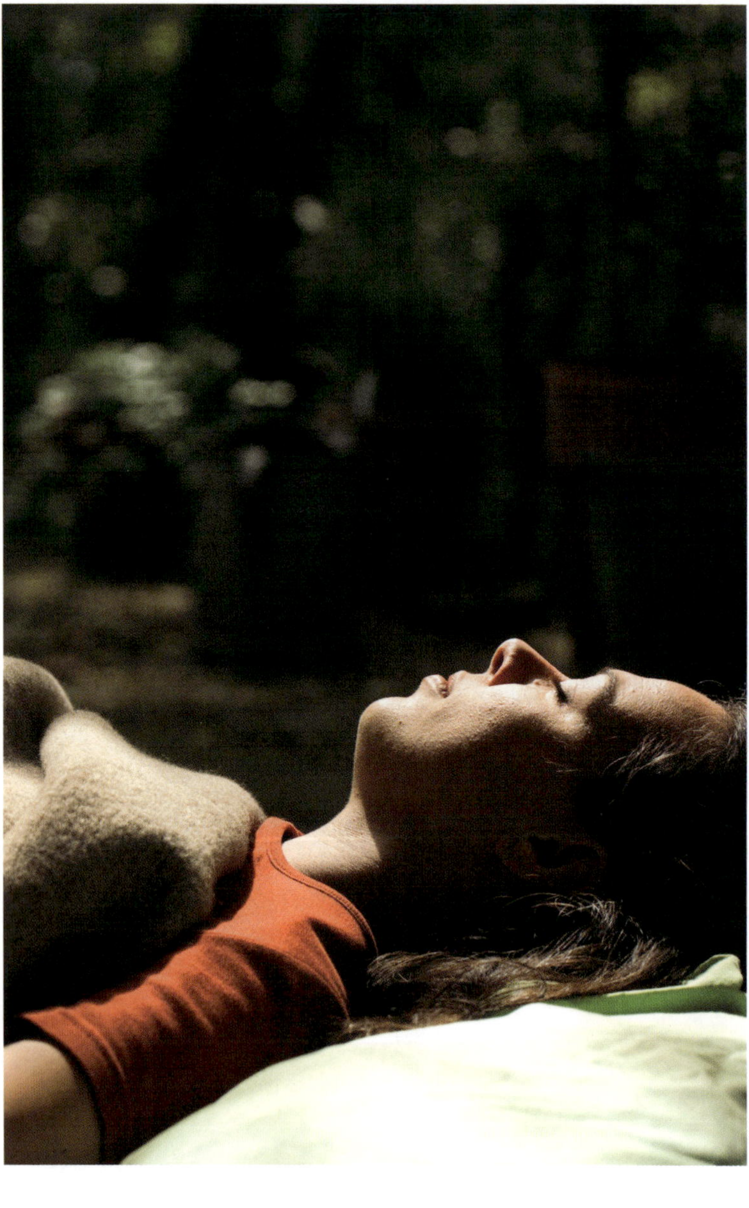

3 *Naturrezepte zum Wohlfühlen*

von Hademar Bankhofer

Wenn jemand mit Freude Freizeitsport treibt, dann wird er sich beim Ausüben der Sportart, für die er sich entschieden hat, auch wohlfühlen. Zu diesem aktiven Wohlfühlen ist als ideale Ergänzung noch eine zweite passive Wohlfühlschiene notwendig. Wie in diesem Buch schon betont wurde: Man kann die gesundheitlichen Vorteile von Freizeitsport für Körper, Geist und Seele nur dann optimal auskosten und nützen, wenn man sich nach dem Sport die entsprechende Zeit nimmt, um sich auszuruhen, zu entspannen. Die Kräfte, die man dabei wieder aufbaut, kommen einem bei der nächsten sportlichen Aktivität zugute. Man könnte sagen: Das ist dann so eine Art »Wohlfühldoping«. Und da gibt es eine Menge Möglichkeiten.

Machen Sie Ihr Badezimmer zum Wellness- und Kurzentrum nach dem Sport. Bereiten Sie den **BADEGENUSS** entsprechend vor: Steigen Sie erst zwei Stunden nach einer Mahlzeit in die Wanne. Das Badezimmer muss gut beheizt sein. Lassen Sie in Ihre Wanne zwei Drittel Wasser mit einer Temperatur von 37 Grad Celsius ein. Erst wenn Sie darin sitzen, lassen Sie heißes Wasser nach, bis Sie eine Temperatur von 39 bis 40 Grad erreichen. Die richtige Badedauer: 20 bis 25 Minuten. Sie sollten dabei tief atmen. Danach eine Stunde im Bett ruhen und nachschwitzen. Ideal: Nach der Badekur sollten

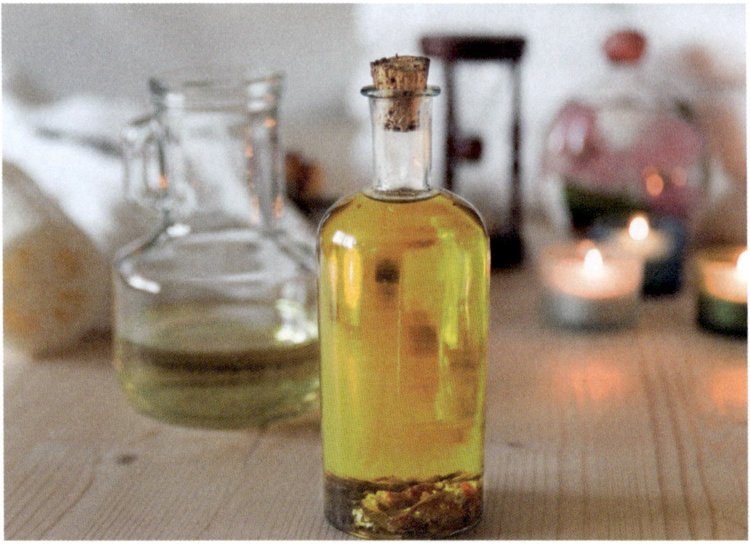

Sie Ihren Körper mit Kamillenöl, Minzöl, Ringelblumenöl oder Johanniskrautöl massieren.

Mit den folgenden Kräutern wird Ihr Wannenbad zum besonderen Genuss: Ein Baldrianbad baut Stress ab. Ein Melissenbad stärkt die Nerven. Ein Brennnesselbad fördert die Durchblutung. Rosmarinbäder machen stark gegen Erkältungen. Heublumenbäder eignen sich bestens gegen leichte Muskelschmerzen. Lavendelbäder stärken den Kreislauf.

Grundsätzlich gilt für ein genussvolles Kräuterbad: Zwei Handvoll getrocknete Kräuter werden mit zwei Liter kochendem Wasser übergossen, 15 Minuten ziehen lassen, dann durchseihen und den Kräutersud in die mit Wasser gefüllte Wanne gießen.

Doch es gibt außer Kräutern noch andere natürliche Badezusätze, welche die Wanne zum Wohlfühlzentrum machen. Hier die wirkungsvollsten Badeelixiere:

→ Erwärmen Sie eine Tasse Bienenhonig im Wasserbad, mit einem Liter warmer Milch verrühren, ins Badewasser gießen. Das pflegt die Haut, stärkt die Nerven.

→ Gießen Sie drei Liter Buttermilch, zwei Liter Molke oder einen halben Liter Apfelessig in die Wanne. Diese Bäder regen den Stoffwechsel an und machen die Muskeln geschmeidig.

→ Lösen Sie ein halbes Kilo Kochsalz aus der Küche in einem Eimer mit etwas Wasser auf. Diese Lösung gießen Sie ins Badewasser. Baden Sie darin 15 Minuten. Danach im Bett eine Stunde ruhen. Sie werden zuerst erschöpft sein. Die Müdigkeit ist danach aber rasch wieder verflogen.

Doch man braucht für »Wonnedoping« nach dem Sport nicht unbedingt eine Badewanne. Auch die Dusche kann zum Kurzentrum werden. Sie können unter dem fließenden Wasser eine spezielle **DUSCHGYMNASTIK** betreiben. Jeder kann da mitmachen.

→ Wenn Sie nach dem Freizeitsport nach Hause kommen, gehen Sie unter die Dusche. Stellen Sie sich angenehm warmes Wasser ein und lassen Sie es auf den ganzen Körper einwirken. Dabei wird die Durchblutung der Muskeln und der Hautoberfläche gefördert. Die Gelenke werden geschmeidig. Diese erste Dusche sollte etwa drei bis fünf Minuten dauern.

➜ Jetzt haben Sie die Auswahl: Entweder Sie duschen ein paar Sekunden mit kaltem oder kühlem Wasser, oder Sie stellen die Dusche ab, tauchen einen Waschlappen in kaltes Wasser und reiben damit den ganzen Körper ab. Das ist für viele leichter zu ertragen. Beginnen Sie mit dem Abreiben wegen des Kreislaufs immer an den Händen, die Arme entlang nach oben, dann zum Oberkörper, schließlich die Beine abwärts.

➜ Sollten Sie Verspannungen im Nackenbereich verspüren, weil Sie beim Sport etwas falsch gemacht haben, dann sollte nun dort die Duschgymnastik starten. Hier sitzen auch die Nervenpunkte, die für Fitness und Vitalität ausschlaggebend sind. Lassen Sie den angenehm warmen Wasserstrahl der Dusche auf Nacken und Rücken auftreffen. Dabei stehen Sie aufrecht und lassen die Schultern zehnmal schwungvoll nach vorne, dann zehnmal nach hinten kreisen. Danach die Arme leicht ausschütteln und unter der Dusche zehnmal mit dem Kopf nicken, als würden Sie unentwegt ja sagen. Anschließend lassen Sie unter dem Wasserstrahl den Kopf locker nach links und rechts pendeln und sagen dabei in Gedanken immer wieder: Nein, nein, nein!

➜ Lassen Sie wieder das warme Wasser genussvoll auf sich einwirken und tun Sie dabei ein paar Sekunden nichts. Dann greifen Sie zu einer Naturborstenbürste und bürsten den ganzen Körper unter dem warmen Wasserstrahl ab. Sie beginnen wieder an Händen und Armen und enden abwärts an den Beinen.

➜ Sie können auch die 5000 Jahre alte chinesische Akupressur unter der Dusche anwenden: Lassen Sie den Strahl des Warmwassers auf den Nacken auftreffen. Suchen Sie mit dem Zeigefinger der rechten Hand genau in der Mitte des obersten Nackenendes und zugleich am Ende der Schädeldecke die deutliche kleine Vertiefung. Dahinein legen Sie die Fingerspitze, drücken 30 Sekunden, machen 30 Sekunden Pause, drücken wieder 30 Sekunden und setzen diese Punktmassage einige Zeit fort. Damit zaubern Sie jegliche Müdigkeit nach dem Sport weg.

Zum Wohlfühlen nach dem Sport gehören auch daheim ganz bestimmte **RITUALE**, die man unbedingt einhalten sollte:

- Kuscheln Sie sich nach einer ausgedehnten Wanderung, nach dem Joggen oder Radfahren in Ihren Lieblingsstuhl und lesen Sie ein Buch. Oder hören Sie Musik. Auch einige Telefonate mit lieben Freunden können Entspannung bringen. Wenn Sie aber ungestört sein wollen, dann gehen Sie nicht ans Telefon und schalten das Handy ab.

- Wenn Sie die Möglichkeit haben, dann tut Ihnen nach dem Sport der Besuch einer Sauna oder ein 20-Minuten-Aufenthalt in einer Infrarotkabine sicher sehr gut. Kombinieren Sie dies eventuell mit einer sanften Massage.

- Für viele ist nach dem Sport das Beisammensein mit lieben Freunden, mit denen man gerade trainiert hat, die beste Erholung. Entspannende Gespräche machen stark gegen späteren Stress. Wichtig ist dabei die gute Laune. Von Herzen lachen: Das ist eine wirksame Naturarznei.

→ Wenn Sie sich aber lieber allein entspannen, dann trinken Sie eine Tasse Ingwertee, schließen Sie die Augen und spüren Sie, wie neue Kräfte in Ihren Körper einziehen. Der Ingwertee, der Ihnen Wärme und Energie spendet, ist schnell zubereitet: Schneiden Sie von einer frischen geschälten Ingwerwurzel fünf dünne Scheiben ab, legen Sie diese in eine Tasse und überbrühen Sie sie mit einem Viertelliter kochendem Wasser. Dann zugedeckt zehn Minuten ziehen lassen. Abkühlen lassen, bis der Tee lauwarm ist, und mit etwas Honig langsam in kleinen Schlucken trinken.

Haben Sie sich schon einmal gefragt, warum es nach dem Freizeitsport viel leichter ist, ein Wohlfühlgefühl in sich aufzubauen? Die Antwort ist ganz einfach: Wenn wir uns bewegen, atmen wir mehr Sauerstoff ein. Und unser Gehirn braucht für eine gute Stimmung und fürs Wohlfühlen viel Sauerstoff.

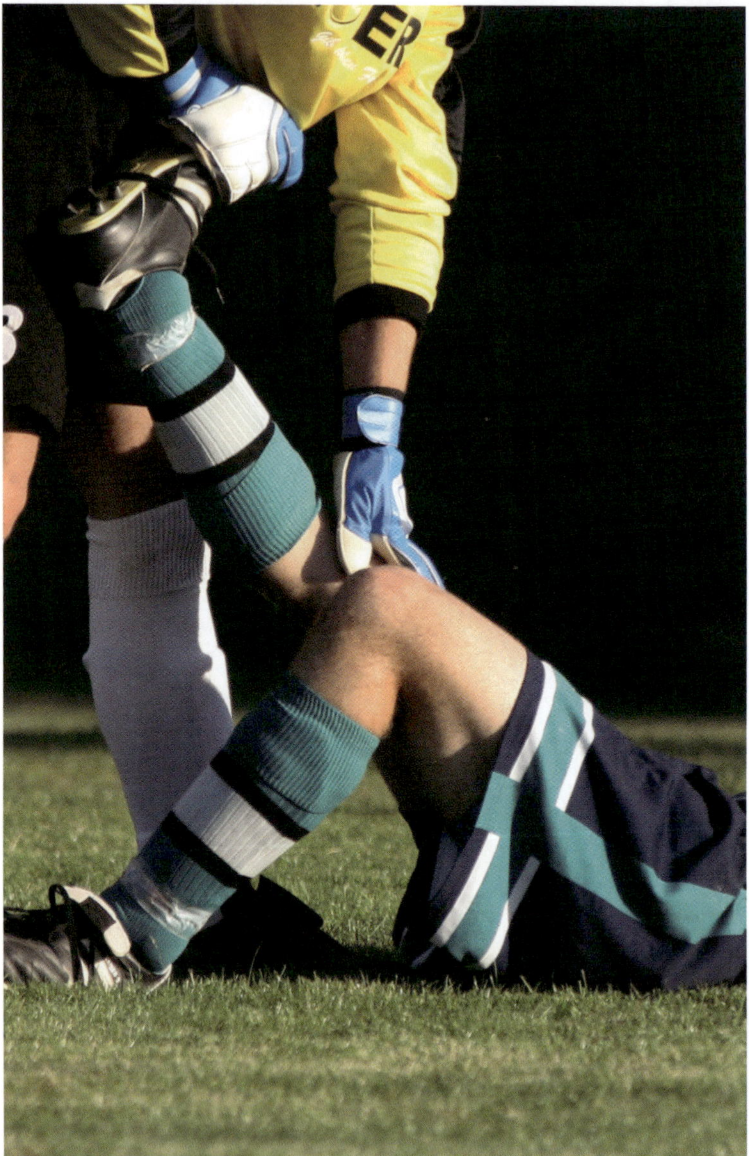

4 *Die Natur in der Medizin*

von Peter Großmann

Große Aufregung gibt es seit geraumer Zeit im deutschen Blätterwald: »Die **WUNDERHEILER** sind unterwegs«, titelte eine große Tageszeitung und befasste sich mit einem anscheinend großen Problem. Denn immer mehr Sportler lassen ihre Beschwerden nicht mehr nur schulmedizinisch behandeln, sondern vertrauen auf Methoden und Wirkungsweisen, die auch Vereinsärzte von Fußballvereinen zur Weißglut bringen. Und das nicht ganz zu Unrecht, denn tatsächlich lauern auch für den gemeinen Fußballer einige Gefahren im Umgang mit Medikamenten und den beliebt gewordenen Nahrungsergänzungsmitteln. Durch die Einnahme von nicht kontrollierter Nahrung in Form von Pulvern, Drops und Getränken droht nämlich unter anderem ein positiver Dopingtest. So hatte der Nürnberger Fußballprofi Thomas Ziemer 1999 ein verunreinigtes Muskelaufbaupräparat eingenommen und wurde danach wegen Dopings sechs Monate gesperrt.

Aber nun erst einmal zurück zu einigen eigenwilligen Methoden:

- Der Torhüter des Karlsruher SC, Markus Miller, entschied sich nach einem Kreuzbandriss gegen eine Operation und ließ sich lieber von einem Ägypter mit Namen Mohamed Khalifa behandeln. Der setzte anstatt operativer Technik auf konservative

Behandlungsmethoden in Form von »elektromagnetischen Signalen«, die er angeblich mit Druck seiner Hände übertrug. Die Vereinsärzte kritisierten die osteopathischen Techniken, Miller hingegen war begeistert: »Ich bin in die Praxis gehumpelt. Nach der Behandlung bin ich rausgejoggt.« Der Ägypter Khalifa behandelte nach eigenen Angaben auch Boris Becker, Roger Federer und Franzi van Almsick.

→ Im freiburgischen Lechelle ist Denis Vipret nicht nur Bauer, sondern auch Heiler. Jeden Tag von sechs bis zehn Uhr unterbricht er seine landwirtschaftliche Tätigkeit, um Energie zu spenden; so lässt sich seine Methode am besten beschreiben. Auf diese Weise behandelte er bereits Celine Dion und Zinedine Zidane, aber auch den Hockeyprofi Stephane Lambiel. Dem schickte Vipret seine Energie, ohne dass er ihn je zu Gesicht bekam, und schwört, so dessen Kniebeschwerden dermaßen gelindert zu haben, dass er wieder spielen konnte.

→ Die Spieler von Arminia Bielefeld wurden nach einem Auftrag ihres Sportdirektors Detlev Dammeier vom Heilpraktiker Albert Ruch untersucht. Unter anderem las dieser Hautwiderstände von einem Zeiger ab, um Bakterien und Keime ausfindig zu machen. Anschließend bekam jeder Spieler eine Flüssigkeit, die ihn vor Krankheiten schützen sollte. Auf die Nachfrage nach dem Inhalt seiner Methoden sagte Ruch, dies sei eine komplexe Sache und so einfach nicht zu erklären.

→ Der gelernte Physiotherapeut und Heilpraktiker Kurt Schweinberger hat seine Praxis am Starnberger See. Er nennt sich selbst

Bioenergetiker und arbeitete bereits für die Fußballprofis Michael Ballack, Miroslav Klose, Thorsten Frings und für den Verein Werder Bremen. Er setzt zur Behandlung verschiedener Beschwerdebilder Akupunktur und Klangwellentherapie ein und versetzt Wasser mithilfe von Elektroden in Schwingung, das dann getrunken werden und so den Körper wieder ins Gleichgewicht bringen soll.

- Allein durch die Unterhaltung mit dem Mentaltrainer Holger Fischer soll Fußballnationalspieler Mike Hanke von einer chronischen Entzündung der Patellasehne geheilt worden sein.

- Dieter Trozolek, einst langjähriger Physiotherapeut und Heilpraktiker von Bayer Leverkusen und jetzt in Diensten des 1. FC Köln, kann nach seinen eigenen Aussagen mit einem Pendel den Energiefluss der Spieler kontrollieren. Er behandelt Kniebeschwerden mit Kohlauflagen, nutzt Blutegel bei Einblutungen, bekämpft Fußpilz mit Backpulver und verabreicht Spielern mit Eisenmangel einen Apfel, den er über Nacht mit Nägeln gespickt hat.

Das sind nur einige Beispiele außergewöhnlicher Methoden, die sogar im Spitzensport Anwendung finden. Und natürlich drängt sich die Frage auf, warum sich teuer bezahlte Fußballprofis, deren Kapital ein gut funktionierender Körper ist, sich auf so ungewöhnliche und vielleicht dubiose Techniken einlassen. Doch der Grund liegt auf der Hand. Viele von ihnen sind schulmedizinisch unzufrieden und gerade bei chronischen Beschwerden austherapiert. Das bestätigt auch der Mannschaftsarzt der deutschen Fußballnationalmannschaft, Tim Meyer. Der Professor für Sportmedizin an der Universität

Paderborn empfiehlt seinen Kollegen, öfter einmal anzuerkennen, dass sie ein chronisches Problem nicht vollends heilen, sondern die Symptome nur lindern können. Dies sei auch der Grund, warum solche »Heiler« Zulauf bekämen. Sie nähmen sich mehr Zeit, würden Vertrauen schaffen und so einen Placeboeffekt aufbauen, der nicht zu unterschätzen sei. Und schließlich seien unter den alternativen Behandlungsansätzen auch solche Verfahren, die unter strengen medizinischen Kriterien ernst zu nehmen seien. Dies gelte vor allem für verschiedene, hochwirksame pflanzliche Präparate.

Wir wissen nicht, was Ihnen Ihr Arzt oder Apotheker empfiehlt, aber ein abschließendes Urteil zu fällen ist schwer. Fakt ist, dass sich im Idealfall Naturmethoden und Schulmedizin nicht ausschließen, sondern ergänzen. Und schließt man die »Wunderheiler« und deren teilweise haarsträubende Methoden einmal aus, so bleiben dennoch viele Verfahren und Anwendungen übrig, die Ihnen im Falle eines Falles helfen können, ohne Nebenwirkungen und ohne den Gang zum Arzt oder Apotheker. Ein Beispiel soll dies verdeutlichen.

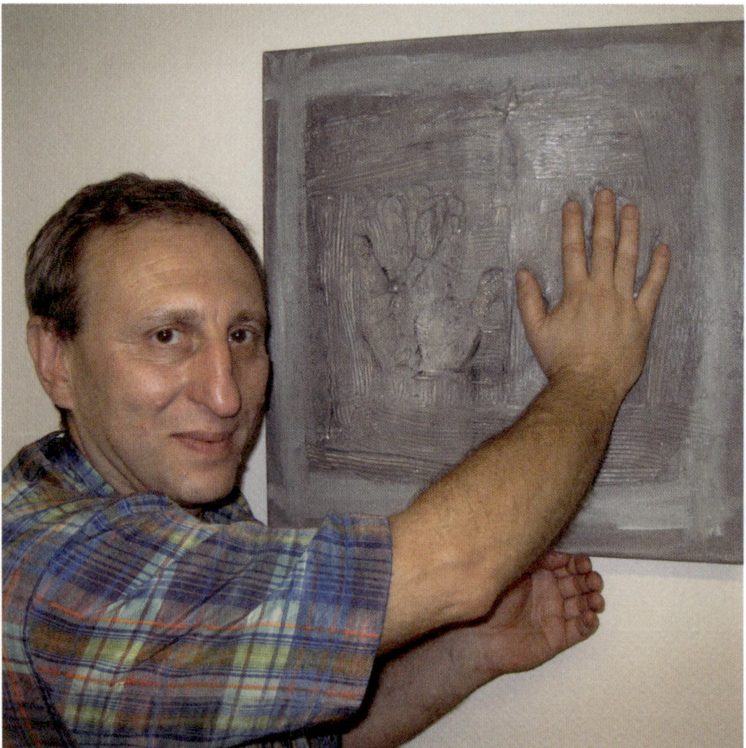

5 *Ein Besuch bei einem ungewöhnlichen Heilpraktiker*

von Peter Großmann

Sergej Aravski praktiziert in Gelsenkirchen-Buer, einen Steinwurf entfernt von der Veltins-Arena des FC Schalke 04. Aber der Fußball interessiert ihn wenig, auch nicht die viele Sportlerprominenz, die ständig bei ihm aufläuft. Und die kommt nicht nur von Schalke, sondern auch aus Bochum, Nürnberg und Mönchengladbach. Auch viele Leichtathleten, die rhythmischen Sportgymnastinnen vom Stützpunkt in Bochum-Wattenscheid und zahlreiche Tennisspieler gehören zu seinen Besuchern und erhoffen sich, wie viele Patienten aus ganz Europa, eine Besserung und Linderung ihrer Leiden.

Aravski ist Heilpraktiker, notgedrungen; in der Ukraine praktizierte er als Chefarzt für Neurologie und Vertebrologie, war also Spezialist für Erkrankungen der Wirbelsäule. Als er 1992 nach Deutschland kam, sollte er seinen Facharzt nachmachen. Er aber wollte praktizieren, und dazu reichte es ihm, Heilpraktiker zu sein; er gab dafür sogar seine ärztliche Approbation ab. Er machte die Heilpraktikerprüfung, arbeitete eine Zeit lang in Dorsten als Assistent und eröffnete dann seine eigene Praxis. Seither verließen viele Patienten nach den Behandlungen seine Räume ohne Beschwerden.

»Ich bin kein Wunderheiler«, sagt er selbst und wird dabei ernst. Denn all das, was er tut, ist kein Wunder, sondern eine Mixtur aus Wissen, Erfahrung, Kopf- und Bauchgefühl und der richtigen Technik. Aravski arbeitet mit den Händen – die sind sein Kapital und sein natürliches Heilmittel. Seine Patienten sind diejenigen, die mit der Schulmedizin im Bereich der Knochen, Muskeln und Gelenke nicht mehr klargekommen sind und dort auch kaum mehr Hilfe zu erwarten haben. Da kommt es sogar vor, dass Orthopäden Patienten gezielt zu ihm in die Praxis schicken. Motto: Vielleicht kann er ja noch helfen. Aber wie »natürlich« hilft man in Gelsenkirchen-Buer einem Hilfesuchenden mit Bandscheibenvorfall?

Aravskis Naturmethode sind seine Hände als Instrument und ein wenig Öl. Nach der Diagnose wird der Patient durch spezielle Massagen gelockert und vorbereitet, danach beginnt Aravskis Job. Je nach Beschwerdebild korrigiert er Fehlstellungen, entweder durch Einrenken, also chiropraktisch, löst Blockaden in Gelenken und Muskulatur, immer wieder unterstützt durch Akupunktur und Saugglocken oder Bienenwachs. Keine Zauberei, sondern Erfahrung spielt hier eine wesentliche Rolle. Im Idealfall bekommt er den Schmerz in den Griff. So ist er in der Lage, einen Bandscheibenvorfall zwar nicht zu beseitigen, aber umzuleiten und in eine günstige Position zu drücken, wo er nicht mehr stört.

Viele Patienten, auch Sportler, kommen, weil sie sich und ihren Körper überfordert haben, ihn nicht gut genug einschätzen konnten. Glaubt man Aravski, so gilt gerade für Spitzensportler: Sie passen nicht auf ihren Körper auf, sie belasten sich einseitig und gönnen sich keine Pause. Bei den Hobbysportlern sieht das etwas anders aus. Hier sind, glaubt man Aravski, die begeisterten Freizeit-Tennisspieler, -Jogger und -Fahrradfahrer das größte Problem. Sie machen so lange weiter, bis es nicht mehr geht, und wollen sofort wieder fit sein. Ungesund für den Körper und auch für den Geist, denn beides gehört für ihn untrennbar zusammen. Das gilt auch für das Verständnis für sich selbst. Denn wer denkt schon bei Nackenschmerzen daran, dass die Ursache bei den Füßen liegen kann. So kann etwa ein Fersensporn dazu führen, dass eine Schonhaltung eingenommen wird. Die führt zu biomechanischen Problemen, die Bewegung läuft nicht rund im Hüftgelenk. Das wiederum lässt die Muskulatur im Rücken verspannen, was dann zu einer Blockade in der Halswirbelsäule führen kann.

Der Körper ist ein komplexes System, und Sergej Aravski ist ständig auf der Suche, ihm natürlich zu helfen. Er ist nur ein Beispiel, wie ohne Kortisonspritze oder Schmerzmittel eine erfolgreiche Behandlung möglich ist. Dies gilt auch für einige andere in der Naturmedizin eingesetzte Methoden, die durchaus im sportlichen Bereich Behandlungserfolge zu verzeichnen haben.

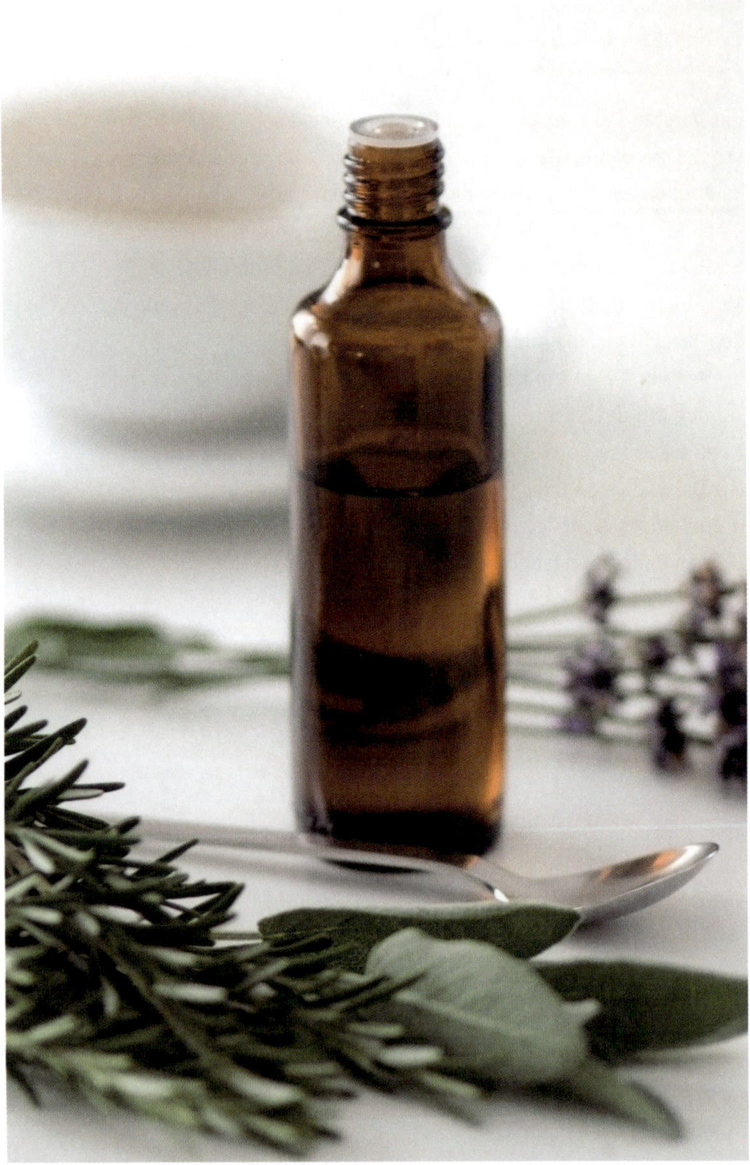

6 *Natürliche Methoden*

von Peter Großmann

Homöopathie

Die klassische Homöopathie behandelt den ganzen Menschen, nicht nur ein Organsystem oder Symptom. Die seelischen Symptome zählen genauso wie die körperlichen, wenn nicht sogar mehr. Wenn jemand unter Migräne leidet, muss der Homöopath nicht nur wissen, wo die Migräne sitzt oder was sie auslöst, er muss sich auch ein Bild vom Patienten machen. Das beinhaltet sein Temperament, seine Stimmungslage, seine Ängste und vieles mehr.

Jeder Stoff produziert körperliche und seelische Symptome, wenn man ihn in größerer Menge zu sich nimmt. Zu viel Kaffee macht schlaflos, unruhig, zittrig, euphorisch, bereitet Herzklopfen und einiges mehr. Die Grundidee der Homöopathie ist, ein Mittel zu finden, das dem momentanen Typus des Patienten am nächsten kommt: Ähnliches wird durch Ähnliches geheilt. Je ähnlicher die Beschwerden und der Charakter des Patienten den Symptomen sind, die ein Arzneimittel produziert, desto besser wird ihn dieses Mittel heilen.

Einem Patienten zum Beispiel, der über Schlaflosigkeit mit Zittern, Herzklopfen, Euphorie klagt, wird Coffea cruda (Kaffee) gut helfen. Bei einem Patienten hingegen, der an Schlaflosigkeit leidet, dabei aber dumpf und müde, depressiv und verärgert ist, wird Coffea keine Wirkung zeigen.

Das homöopathische Arzneimittel regt den Körper zur Selbstheilung durch Mobilisierung an, das heißt, eine gewisse Lebensenergie ist notwendig, um Heilung zu erzielen. Dadurch entsteht auch die sogenannte Erstreaktion: Der Körper bringt eigene Energie auf, die jetzt woanders »fehlt«. Deswegen treten bei Erstreaktionen alte unterdrückte Symptome auf. Faustregel: Wenn die Seele besser wird, macht eine körperliche Verschlimmerung nichts aus.

In der Homöopathie findet man wohl die am besten untersuchten und belegten Erkenntnisse, was den Einsatz von Natur in der Behandlung und Vorbeugung von Sportverletzungen betrifft. Auch hier gibt es den Begriff des legalen Dopings, da der Einsatz von Homöopathie anscheinend die Leistungsfähigkeit zu steigern versteht, die Regeneration nach dem Sport verbessern sowie Verletzungen verhindern und lindern kann. Das gilt insbesondere für den Bereich der chronischen Sportschäden, der stumpfen oder offenen Verletzungen, Entzündungen oder Verletzungen von Nerv und Muskel, Gelenk und Knochen.

So könnte eine homöopathische Sportapotheke aussehen:

- Arnika (Bergwohlverleih) sollte bei Blutungen verwendet werden, die durch mechanische Verletzungen oder Wunden entstanden sind, aber auch bei Muskelschmerzen und nach Überanstrengung.
- Bryonia (Zaunrübe) ist hilfreich bei Krämpfen und allen Symptomen, die mit Druckempfindlichkeit einhergehen.
- Ruta (Edelraute) wirkt bei Verletzungen der Knochen- und

Beinhaut, aber auch bei entzündlichen Prozessen im Gelenkbereich.

- Hypericum (Johanniskraut) ist das Hauptmittel für mechanisch verletzte Nerven.
- Rhus toxicodendron (Giftsumach) ist angezeigt bei stumpfen Sportverletzungen, Gelenkschmerzen, Ischias, Hexenschuss und Bandscheibenbeschwerden, Muskelkater und Sehnenbeschwerden.
- Cuprum metallicum (Kupfer) soll wirken bei Muskelkrämpfen, vornehmlich in den Waden.

Zwar fordern Vertreter der klassischen homöopathischen Schule, dass ausschließlich mit Einzelmitteln gearbeitet werden sollte. Dennoch gibt es Bestrebungen in der Sportmedizin, Komplexmittel zu

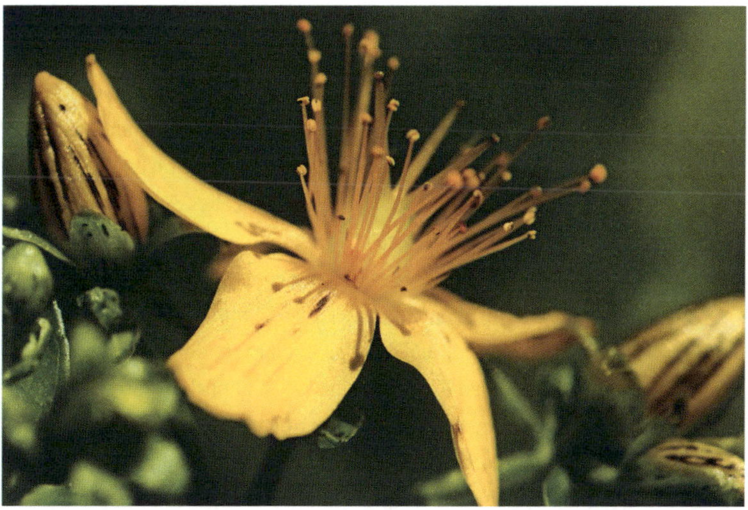

verabreichen, deren Wirkungsweisen dadurch breiter werden. So könnte eine Kombination von Arnika, Calendula, Hypericum und Symphytum als eine Art Sportverletzungscocktail verstanden werden, die den Indikationsrahmen weiter steckt. Verstauchungen, Prellungen, Blutergüsse, Wunden und Muskelschmerzen könnten damit abgedeckt werden.

Ähnliches gilt für Wirbelsäulen- und Gelenkbeschwerden. Hier soll eine Kombination aus Ruta, Toxicodendron quercifolium, Hypericum, Symphytum und Aesculus angezeigt sein.

Auch hier gilt, wie bei anderen Empfehlungen: Lassen Sie sich im Zweifel von erfahrenen Homöopathen beraten.

Akupunktur

Gesundheit heißt Gleichgewicht. Heute wie schon vor Jahrtausenden verfolgt die chinesische Medizin dieses eine Ziel: die Lebensenergie des Menschen in einen Zustand von Harmonie und damit zur Gesundheit zu bringen. Grundlage der chinesischen Medizin ist das Gedankengut des Taoismus, den der Philosoph Lao Tse um 500 v. Chr. begründete und der uns lehrt, dass alles Sein von Gegensätzen bestimmt wird. Alles im Universum – sei es ein Baum, ein ferner Planet, eine Speise, der Mensch oder eines seiner Organe – wird von der allgegenwärtigen Lebensenergie Qi durchströmt, die sich aus zwei gegenpoligen, einander aber ergänzenden Aspekten zusammensetzt, der weiblichen Yin- und der männlichen Yang-Energie.

Um das Ziel des Einklangs zu erreichen, kombiniert die chinesische Medizin Vorbeugung und Therapie, Ernährung und Bewegung, Entspannung und Meditation – Maßnahmen, die sich immer auf die

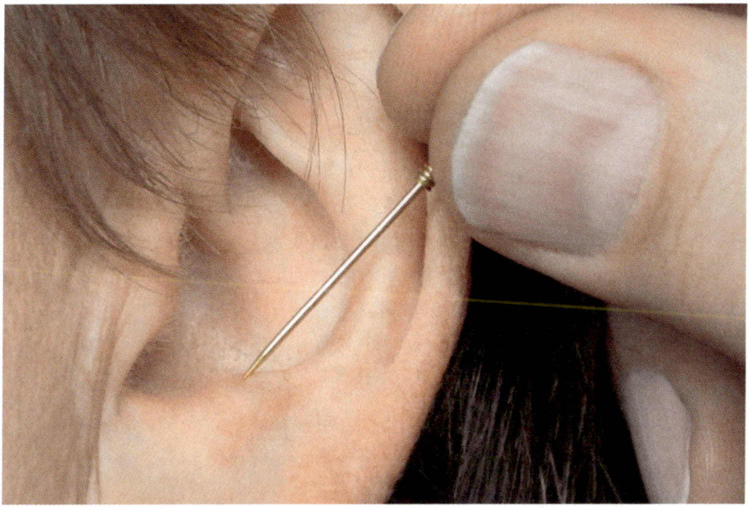

Mobilisierung der Selbstheilungskräfte des Körpers richten, des wichtigsten Verbündeten. Im Vergleich zu unserer hochtechnisierten westlichen Medizin kommt sie dabei mit scheinbar einfachen Mitteln und Worten aus. Auch zur Behandlung benötigt sie nicht mehr als Massagen, Diäten, Kräuter oder andere Heildrogen und unter anderem natürlich Akupunktur.

Studien belegen, dass die Akupunktur bei einer Reihe weit verbreiteter Erkrankungen wie Heuschnupfen, Tennisellbogen, Menstruationsbeschwerden, allergischem Asthma oder chronischem Wirbelsäulenleiden den herkömmlichen medizinischen Therapien ebenbürtig ist. Die weltweit größten Untersuchungen, die ART- und die GERAC-Studie mit mehr als 250 000 Patienten, wurden in Deutschland durchgeführt. Sie ergaben, dass Akupunktur bei chronischen Kopf-, Rücken- und Gelenkschmerzen (zum Beispiel infolge einer Arthrose) in drei von vier Fällen zu einer deutlichen und lang anhaltenden Schmerzlinderung führt. Die Studien weisen darauf hin, dass Akupunktur bei diesen Beschwerden genauso gut oder sogar besser wirkt als herkömmliche Therapien (Medikamente, Krankengymnastik oder Massagen). Auch haben Mediziner der Universität Jena im Jahre 2004 die schmerzlindernde Wirkung von Akupunktur in einer Untersuchung nach streng wissenschaftlichen Kriterien nachgewiesen und somit diese Methode der chinesischen Medizin auch in der Schulmedizin wissenschaftlich anerkannt.

Was passiert bei der Akupunktur? An bestimmten Punkten des Körpers werden dünne Akupunkturnadeln platziert, wo sie etwa 20 bis 30 Minuten verbleiben und ihre heilsame Wirkung entfalten, während sich der Patient auf der Liege entspannt. Die meisten Patienten empfinden die Akupunktur nicht selten schon bei der ersten Behandlung als wohltuend, entspannend und oft verblüffend schnell wirksam. Westliche Wissenschaftler erforschen die Wirkung der Akupunktur intensiv und konnten in vielen Untersuchungen nachweisen, dass die chinesische Heilmethode bei einer Fülle von Erkrankungen hilft, oft gerade dann, wenn eine herkömmliche Behandlung erfolglos blieb.

Was genau bei einer Akupunktur im Körper abläuft, ist wissenschaftlich noch nicht restlos geklärt. Dank moderner Untersuchungsverfahren konnte die Akupunkturwirkung in den letzten Jahren aber weitaus besser erklärt werden. In mehreren Studien wurde nachgewiesen, dass das Nadeln bestimmter Akupunkturpunkte spezielle Wirkungen entfaltet, wie die Linderung von Übelkeit und Erbrechen, Verminderung der Schmerzempfindlichkeit oder Förderung der Wehen. Die heilende Wirkung kommt unter anderem dadurch zustande, dass der stimulierende Reiz der Nadeln im Gehirn eine vermehrte

Ausschüttung schmerzlindernder und stimmungsaufhellender Substanzen auslöst, die oft auch als »Glückshormone« bezeichnet werden. Dazu gehören das Serotonin, körpereigene Morphine wie das Endorphin sowie die Enkephaline.

Mit modernen Verfahren wie der funktionellen Kernspintomografie lässt sich die Wirkung der Körperakupunktur (oder der Laserakupunktur) auf den Stoffwechsel im Gehirn eindeutig nachweisen: In jenen Hirnbereichen, die mit den stimulierten Akupunkturpunkten in Verbindung stehen, zeigt sich eine stark erhöhte Aktivität.

Akupunktur findet Anwendung unter anderem bei akuten und chronischen Schmerzen, wie Kopfschmerzen, Rücken- und Gelenkschmerzen, Fibromyalgie (Faser-Muskel-Schmerz), Schmerzen des Kau- und Zahnsystems; Erkrankungen des Bewegungssystems, wie Schmerzen an Hals-, Brust- und Lendenwirbelsäule, Bandscheibenvorfall, Sehnen- und Gelenkerkrankungen, Tennisellbogen, chronische Hüftgelenkschmerzen, Kniegelenkschmerzen, Karpaltunnel-Syndrom (durch Verletzung oder Entzündung wird der Medianusnerv geschädigt, dies führt zum Schwund der Daumenballenmuskulatur), Nachbehandlung von Hüft-, Knie- und Bandscheibenoperationen, Arthroseschmerzen und neurologische Krankheiten wie zum Beispiel Migräne.

Bioresonanz

Die Bioresonanztherapie wurde Ende der Siebzigerjahre von dem Arzt Morell und dem Ingenieur Rasche entwickelt. Sie beruht auf einer zufälligen Entdeckung und basiert darauf, dass Energiewellen des Körpers mithilfe eines Bioresonanzgeräts verändert werden können.

Der Begriff Bioresonanz kommt aus dem Lateinischen und bedeutet sinngemäß so viel wie »mitschwingen«. Vereinfacht dargestellt, besteht der menschliche Körper aus einer Vielzahl von Energieströmen (elektromagnetischen Schwingungen), die insgesamt ein kraftvolles Energiefeld bilden. Aus der Biophysik ist bekannt, dass dieses Energiefeld die chemischen Abläufe des Körpers steuert. Sind nun die Energieströme geschwächt oder fallen sie teilweise sogar ganz aus, dann ist das Gleichgewicht im menschlichen Organismus gestört. Folgen sind die Einschränkung der körpereigenen Selbstheilungskräfte und das Auftreten von Beschwerden bzw. Erkrankungen.

Ein Mensch besteht also, so die Anhänger der Bioresonanztherapie, jederzeit aus einem bereits vorgegebenen Schwingungsmuster. Diese Schwingungen können nicht nur positiv wirken, sondern auch krankhaft sein.

Wie schon seit Jahrzehnten Herzerkrankungen mittels EKG diagnostiziert werden können, so sollen mittels bioenergetischer Messungen frühzeitig Störungen der elektromagnetischen Schwingungen einzelner Organe oder des ganzen Körpers gemessen werden können. Heilpraktiker und Alternativmediziner glauben, somit Krankheiten auf die Schliche zu kommen mit dem therapeutischen Ziel, die pathologischen Schwingungen zu reduzieren oder gar zu eliminieren, um so die Selbstheilungskräfte des Körpers zu stärken. Dadurch soll, ähnlich wie schon bei der Akupunktur erwähnt, das Gleichgewicht im Organismus wiederhergestellt werden.

Auch Hochleistungssportler wie die Fußballer Miroslav Klose und Thorsten Frings sind von dieser Art Therapie überzeugt und werden mit Bioresonanz behandelt, um Verletzungen schneller abheilen zu lassen und die Leistungsfähigkeit zu steigern. Während Alternativmediziner auf gute Erfolge verweisen und die negativen wissenschaftlichen Überprüfungen dieser Therapie für zu unspezifisch halten, warnen Forscher wie Professor Ernst von der Peninsula Medical School in Exeter davor. Für ihn ist die Bioresonanztherapie »nicht belegbar hilfreich« und könne außerdem zu falschen Diagnosen führen. Während die Bioresonanztherapie seit 1986 in den USA verboten ist, wird sie in Deutschland mangels Wirksamkeitsnachweis von den gesetzlichen Krankenkassen nicht erstattet.

Die Hauptanwendungsgebiete der Bioresonanztherapie (BRT) sind neben der Behandlung von Sportverletzungen: Allergien, Asthma, Neurodermitis, Migräne, chronische Müdigkeit, Heuschnupfen und rheumatische Erkrankungen.

Neuraltherapie

Die Neuraltherapie nach Huneke ist ein in den Zwanzigerjahren entwickeltes Heilverfahren, das die Eigenschaften von örtlichen Betäubungsmitteln nutzt, um auf Störungen des vegetativen Grundsystems regulierend einzuwirken. Im Gegensatz zur Schulmedizin, die mithilfe der Lokalanästhetika das Symptom Schmerz ausschaltet, zielt deren Einsatz in der Neuraltherapie darauf, die Ursache von Schmerz zu ergründen und zu heilen. Angewandt wird sie als sogenannte Segmenttherapie. Bei ihr nutzt man die Tatsache, dass sich der menschliche Körper in Segmente einteilen lässt, in denen jeweils eine Beziehung zwischen Körperoberfläche und inneren Organen besteht. Man kann deshalb im Segment zum einen über die direkte Injektion in die schmerzhafte oberflächliche Stelle, zum anderen mit Injektionen neben der Wirbelsäule im entsprechenden Körpersegment sowie über die Behandlung des vegetativen Nervengeflechts mit seinen Ganglien Einfluss auf Beschwerden nehmen, die von oberflächlichen oder tiefen Organen oder Organsystemen des jeweiligen Segments ausgelöst werden.

Ein Störfeld kann unabhängig von der Ordnung der Segmente die verschiedensten Krankheiten auslösen und unterhalten. Um sich besser vorstellen zu können, wie dies funktioniert, hier ein Beispiel, wie Ferdinand Huneke, der mit seinem Bruder Walter die Therapie begründete, konkret gearbeitet hat. Er infiltrierte bei einer Patientin, die an starken Schulterschmerzen litt, mit einem örtlichen Betäubungsmittel eine Unterschenkelnarbe. Hierauf verschwanden schlagartig die Schulterschmerzen. Er nannte dies Sekundärphänomen und zeigte damit diagnostisch, dass die Schulterschmerzen von der Unterschenkelnarbe ausgelöst und unterhalten wurden, und therapeutisch, dass die Unterbrechung dieses störfeldbedingten Reflexgeschehens zur Beschwerdefreiheit führt. Die Unterschenkelnarbe stellte in diesem Fall das sogenannte Störfeld dar.

Die Neuraltherapie kann ihren Einsatz im Sport finden bei Gelenkbeschwerden, Rückenschmerzen und Schmerzzuständen nach Verletzungen, Unfällen und Operationen.

Sauerstofftherapie

Naturheilkundler halten die Sauerstofftherapie für eine gefahrlose Stimulationstherapie zur Verbesserung der Zellatmung und Organaktivität. Dadurch soll eine Steigerung der körperlichen und geistigen Leistungsfähigkeit erreicht werden.

Hintergrund: Für alle lebenswichtigen Körperfunktionen benötigt man Sauerstoff, der über das normale Einatmen über die Lunge aufgenommen wird. Der Sauerstoff wird dann über den Blutkreislauf in alle Körperregionen transportiert. Die Sauerstoffaufnahme, der Sauerstofftransport sowie das Verarbeiten des Sauerstoffs können durch Umwelteinflüsse, Krankheiten oder das Alter vermindert oder massiv eingeschränkt sein. Diese Störungen sollen dann durch Sauerstofftherapie positiv beeinflusst, wenn nicht gar behoben werden.

Folgende positive Wirkungen können beobachtet werden: Die Sauerstoffabgabe im Gewebe wird verbessert, der aktive Energieaustausch im Körper erhöht, die Blutfließfähigkeit gesteigert, Durchblutungsstörungen werden vermindert. Die künstliche Zufuhr von Sauerstoff wird in der klinischen Medizin in Notsituationen wie der künstlichen Beatmung angewandt. Naturheilkundliche Sauerstofftherapie wird jedoch eher kritisch betrachtet, da die wissenschaftliche Beweisbarkeit nicht gewährleistet scheint. Außerdem sehen Schulmediziner in der Anwendung einiger Sauerstofftherapien gewisse Risiken und lehnen sie auch deshalb ab, obwohl Heilpraktiker und Ärzte der Naturheilkunde damit nach eigenen Aussagen große Erfolge erzielen.

Da beim Sport vermehrt Sauerstoff verbraucht wird, kann sich ein Einsatzgebiet dieser Therapie natürlich auf dieses Gebiet fokussieren. Hier ist besonders die Zuführung von Sauerstoff vor der Leistungsanforderung, aber auch die Unterstützung nach dem Sport als eine Art Erholungsmaßnahme zu nennen.

Magnetfeldtherapie

Die heilende Wirkung von Magneten kannten schon die alten Chinesen, und die Mayas und Ägypter nutzten sie zur Schmerzlinderung.

Speziell Erkrankungen des Bewegungsapparats können Verfahren erforderlich machen, durch die sich Schmerzfreiheit rasch erreichen und die erforderliche Beweglichkeit so weit wie möglich wiederherstellen lässt. Im Gegensatz zum klassischen Behandlungsprozedere, also Operation und Rehabilitationsmaßnahmen, gegebenenfalls in Kombination mit aufwendiger physikalischer Therapie, setzt die Magnetfeldtherapie darauf, dass im Gesamtorganismus und insbesondere in den betroffenen Körperarealen ein energetischer Aufbauprozess stattfinden kann.

Biologische Prozesse sind meist mit elektrischen Abläufen verbunden. Vorgänge in den Zellen hängen vom Sauerstoff und anderen energetischen Ladungsträgern ab, die magnetisierbar sind. Diese sind im kranken Organismus gestört. Degenerative Prozesse in Gelenken zum Beispiel sollen zumeist aufgehalten oder sogar umgekehrt werden können. Daraus resultieren oftmals schmerzfreie Phasen und somit eine physische und psychische Entlastung.

Bei der Magnetfeldtherapie werden über spezielle Biotroden (Therapiebänder) elektromagnetische Strahlen auf die zu behandelnden Körperregionen übertragen. Die elektromagnetischen Strahlen sind der natürlichen Strahlung nachempfunden. Daher können sie leicht von Organen und Zellverbänden aufgenommen werden. Das Magnetfeld soll die Zelle anregen und die Blutgefäße erweitern, so dass sich kranke Zellen besser regenerieren können. In erstaunlich kurzer Zeit lassen sich auf diese Weise anscheinend Heilvorgänge beschleunigen sowie das Immunsystem und Entgiftungsmechanismen aktivieren. Angewendet wird die Magnetfeldtherapie zum Beispiel bei Beschwerden im Lendenwirbelbereich und bei arthrotischen Beschwerdebildern.

Die Magnetfeldtherapie ist eine Behandlungsmethode, die mit

der Schulmedizin gut kombinierbar ist. Im Gegensatz zu den meisten anderen naturheilkundlichen Behandlungsformen ist die pulsierende Magnetfeldtherapie nämlich von der Schulmedizin anerkannt und nicht nur als eine alternative Heilmethode zu sehen. Die Krankenkassen allerdings zahlen diese Therapie nur in Ausnahmefällen.

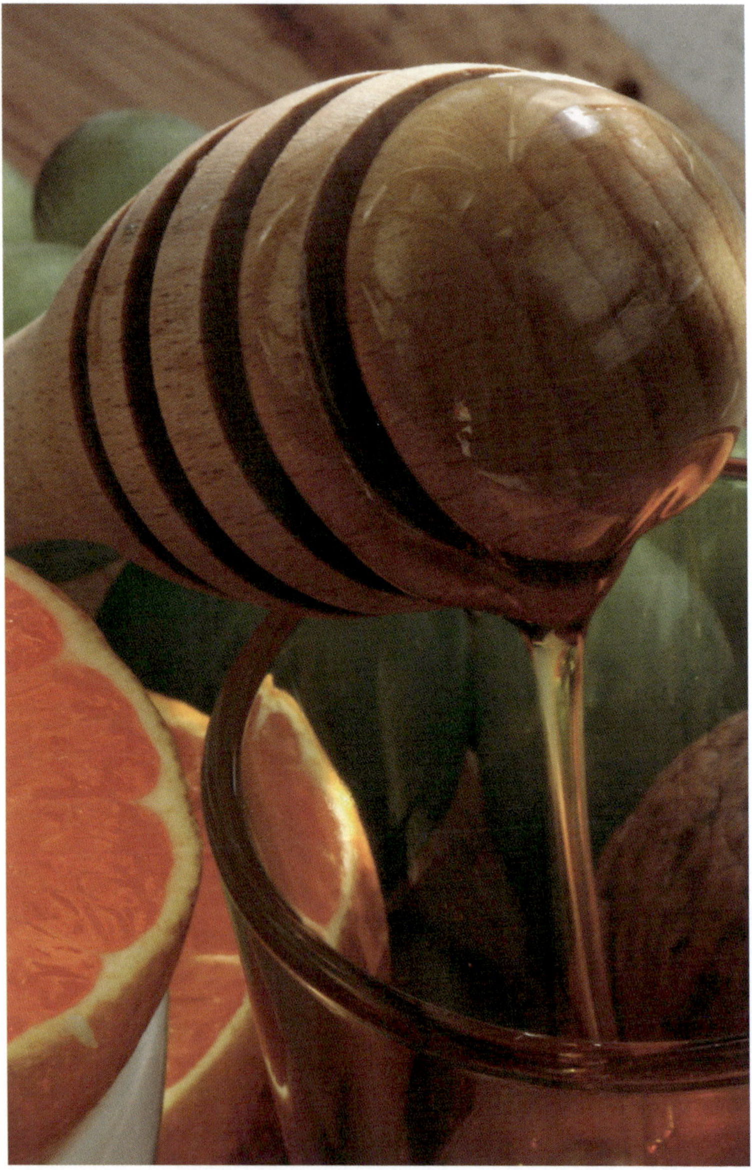

7 *Hausmittel, die gute Dienste leisten*

von Hademar Bankhofer

Wenn es um Alltagsbeschwerden und einfache Befindlichkeitsstörungen geht, dann ist heutzutage der Trend zu den Kräften der Natur deutlich zu erkennen. In vielen Familien sind die alten Hausmittel und Naturrezepte sehr beliebt. Dagegen ist nichts einzuwenden. Doch niemand sollte ohne medizinische Fachberatung an sich selbst herumdoktern. Hausmittel und Naturrezepte: ja. Aber zuerst muss eine genaue Diagnose des Arztes vorliegen. Und ebenso sollte man es beim Sport halten, denn auch da sind bei vielen Freizeitsportlern bewährte Hausmittel bekannt. Wir wollen Ihnen im Folgenden eine kleine Auswahl vorstellen. Aber bitte sprechen Sie in jedem Fall mit Ihrem Arzt darüber.

→ Die **ACHILLESSEHNE** ist die Verlängerung der Wadenmuskulatur, die beim Walking sehr wichtig ist. Wenn Sie Beschwerden in der Sehne oder am Ansatz des Fersenbeins haben, dann legen Sie nach dem Sport einen Eisbeutel auf die Sehne auf, wobei das Bein hochgelagert werden sollte. Das Eis darf aber immer nur wenige Minuten einwirken. Auch Wechselbäder bringen Erfolg. Oder eine Packung mit zimmerwarmem Quark. Viele Ärzte empfehlen Rotlichtbestrahlung.

→ Wenn Sie durch die Kälte nach einer Winterwanderung **FROSTBEULEN** an den Füßen haben, dann sollten Sie zu Hause ein Eichenrindebad vorbereiten: Neun Esslöffel Eichenrinde werden mit drei Litern kaltem Wasser übergossen. In einem Topf langsam zum Kochen bringen, danach fünf Minuten köcheln lassen. Anschließend durchseihen und in einen Eimer mit drei Litern Wasser mit einer Temperatur von 40 Grad Celsius gießen. Dazu kommt noch der Saft einer halben Zitrone. Darin sollten die Füße 20 Minuten baden.

→ Bei **KNIEBESCHWERDEN** nach dem Radfahren, Wandern, Power Walking oder Laufen sollten Sie ein paar Tage Pause einlegen. Bei einer Schwellung das Bein hochlagern und einen Eisbeutel auflegen. Wenn die Schmerzen nach einem Tag nicht nachlassen, sofort zum Orthopäden gehen.

→ Wer sich beim Sport eine kleine **SCHRAMME** oder eine unbedeutende Wunde zugezogen hat, sollte die betroffene Stelle dennoch sofort verarzten. Dazu ist es gut, wenn man eine Ringelblumensalbe dabeihat. Die Wirkstoffe der Ringelblume hemmen Entzündungen, beruhigen und kurbeln den Wundheilungsprozess an.

→ Auf unebenem Boden oder an einer Bordsteinkante kann man sich beim Laufen und Walking sehr leicht eine **VERSTAUCHUNG** des Fußgelenks zuziehen. Beim schmerzhaften Umtreten des Fußes können Bänder überdehnt oder angerissen sein, sich entzünden oder sogar reißen. So eine Verstauchung gehört so schnell wie möglich in die Obhut eines Arztes. Es ist aber auch wichtig zu wissen, was man vor Ort tun muss. Der Trainingsschuh darf nicht ausgezogen werden, auch wenn man gern nachschauen möchte, was passiert ist. Die Schwellung kann so heftig sein, dass man hinterher nicht mehr in den Schuh hineinkommt. Zu Hause lagern Sie den Fuß so rasch wie möglich hoch und legen mehrmals am Tag einen Eisbeutel auf die schmerzende Stelle. Der Arzt wird dann eine Kompressenbandage verordnen.

→ Wenn bei **BLUTERGÜSSEN**, **PRELLUNGEN** oder **ZERRUNGEN** das Auflegen eines Eisbeutels empfohlen wird, so will man damit erzielen, dass die Kälte die Blutgefäße an der betroffenen Stelle zusammenzieht und die Blutung stoppt. Wichtig dabei aber ist, dass die Kälte nicht direkt auf die Haut einwirkt, weil es sonst zu Erfrierungen kommt. Die Eiswürfel müssen in ein Tuch, in einen Lappen oder in einen dicken Plastikbeutel eingeschlagen und so aufgelegt werden. Dabei gibt es einen Trick: Wenn man die Eiswürfel aus einer Mischung von zwei Teilen Wasser und einem Teil Essig herstellt, schmelzen sie nicht so schnell. Profis verwenden Kühlpacks oder Eissprays aus der Apotheke.

→ Auch wenn eine Sportverletzung nach ein bis zwei Tagen nicht mehr so große Schmerzen verursacht: Gelenke und Muskeln müssen geschont werden. Eine zu frühe Belastung könnte die Verletzung verstärken. Die beste Lösung: Man bewegt die betroffenen Gelenke oder Muskeln ganz vorsichtig in warmem Wasser. Da ist die Belastung weitaus geringer.

→ Wenn es notwendig ist, ein **BEIN HOCHZULAGERN**, muss man dabei eine ganz bestimmte Haltung einnehmen, damit weniger

Blut in die verletzte Region fließt und ein Bluterguss schneller abgebaut werden kann. Man darf dabei nicht aufrecht sitzen, sondern muss sich zurücklehnen oder hinlegen. Sonst entsteht zwischen Bein und Oberkörper ein rechter Winkel. Das schnürt die Blut- und Lymphgefäße ein und behindert das Abheilen des Blutergusses.

→ Wenn jemand nach jahrelangem Nichtstun mit regelmäßigem Freizeitsport begonnen hat, kann es sein, dass er recht **MÜDE** nach Hause kommt. Da gibt es ein altes Hausmittel: das Unterarmbad. Lassen Sie kaltes Wasser ins Waschbecken ein, tauchen Sie die nackten Unterarme ein und bewegen Sie sie im Wasser 40 Sekunden lang hin und her. Dann nehmen Sie die Unterarme aus dem Wasser, trocknen sie aber nicht ab, sondern streifen das Wasser mit der Hand von der Haut und gehen dann mit schwingenden Armen im Raum so lange hin und her, bis sie trocken sind. Das Verdunsten des Wassers kühlt den Körper ab und macht ihn vital.

→ Es kann schon einmal passieren, dass man bei der Gymnastik oder beim Laufen plötzlich einen **STICH IN DER UNTEREN WIRBELSÄULE** verspürt und Angst bekommt, dass eine Bandscheibe verrücktspielt. Sie können mit einer ganz einfachen Übung Ordnung in der Wirbelsäule schaffen. Stellen Sie sich aufrecht hin und pressen Sie die Pobacken so fest es geht zusammen. Dann wieder locker lassen und die Übung 20-mal und öfter wiederholen.

→ Gegen **MUSKELSCHMERZEN** nach dem Laufen oder Wandern gibt es ein uraltes Rezept. Verrühren Sie Kochsalz aus der Küche mit etwas Wasser zu einer dicken Paste und streichen Sie es unter Massieren auf die schmerzenden Stellen ein. Zehn Minuten einwirken lassen, dann mit warmem Wasser abwaschen. Trocken reiben.

→ Wenn Sie auf der Wanderung extrem **MÜDE IN DEN BEINEN** werden, nutzen Sie einen sehr bekannten Griff aus der chinesischen Akupressur: Suchen Sie den Punkt M 36. Er liegt vier Fingerbreit unter der Kniescheibe und einen Fingerbreit seitlich des Schienbeins. Hier drücken Sie mit den Daumen an beiden Beinen oder massieren in kreisenden Bewegungen jeweils 30 Sekunden, Pause, mehrmals wiederholen. Das gibt den Beinen fürs Wandern schnell neue Kraft.

→ Wer beim Freizeitsport übertreibt, handelt sich schnell eine **SEHNENZERRUNG** ein. Folgender Umschlag hilft: 1 Esslöffel siebzigprozentige Arnikatinktur aus der Apotheke wird mit fünf Esslöffeln kaltem Wasser verdünnt. Tauchen Sie ein Leinentuch ein, wringen Sie es leicht aus und legen Sie es auf die schmerzende Stelle. Darüber wird ein trockenes Tuch gebunden. Über Nacht einwirken lassen. Arnika regt die Durchblutung an und aktiviert die Selbstheilungskräfte.

→ Ein **MUSKELKATER** kann auf recht ungewöhnliche Weise erfolgreich behandelt werden. Man trinkt einen Viertelliter Kirschsaft in kleinen Schlucken. Mit Kirschsaft kann man auch einem Muskelkater vorbeugen. Wissenschaftler der Universität Vermont, USA, haben nachgewiesen: Wer regelmäßig Kirschsaft trinkt, bekommt viel seltener einen Muskelkater. Und vorhandener

Muskelkater wird schneller abgebaut. Das ist vermutlich auf die raffinierte Mineralstoffmixtur in der Kirsche zurückzuführen.

→ Wandern zählt zu den besonders gesunden sportlichen Betätigungen. Wer es aber nicht gewohnt ist, lange in der Natur unterwegs zu sein, der kommt abends mit geschwollenen, **SCHMERZENDEN FÜSSEN** nach Hause. Die beste Hilfe: Nehmen Sie ein Fußbad aus fünf Litern Wasser und einem Liter Kamillentee. 15 Minuten lang. Danach die Füße gut abtrocknen und die Fußsohlen mit Hirschtalgsalbe massieren.

→ Wer an kühlen oder kalten Tagen im Freien Sport treibt, sollte danach seinen **DURST** nicht mit einem kalten Getränk löschen. Man muss bedenken: Der Körper ist nach der Bewegung müde, ausgekühlt und daher kälteempfindlich. Daher sollte man etwas trinken, das wärmt. Sehr angenehm ist warmer Apfelsaft. Der erfrischt und bringt Energie, ohne dass der Körper auskühlt. Es macht auch Sinn, wenn man beim Wandern warmen Apfelsaft in einer Thermoskanne dabeihat.

→ Wer im Winter draußen **IN FREIER NATUR** viel Sport treibt oder regelmäßig durch die Natur wandert, sollte dafür seine Herzkranzgefäße und den Herzmuskel auf einfache Weise stärken: Kochen Sie einen Viertelliter Wasser einmal auf, lassen Sie es auf 40 Grad Celsius abkühlen, und rühren Sie dann einen Esslöffel Wiesenblütenhonig ein. Trinken Sie ein Glas morgens und abends. Die Kur sollten Sie drei Wochen durchführen. Für Diabetiker ist dieses Rezept natürlich nicht geeignet.

→ Es geschieht immer wieder, dass jemand nach dem Sport **RÜCKENSCHMERZEN** hat. Dem kann man **VORBEUGEN**, wenn man regelmäßig gleich am Morgen im Bett ein Rückentraining durchführt: Bleiben Sie in Rückenlage liegen und strecken Sie beide Arme über dem Kopf. Ziehen Sie abwechselnd jeweils ein Knie an die Brust. Wenn Sie dann aufgestanden sind und neben dem Bett stehen, wippen Sie 20- bis 30-mal auf den Zehenspitzen auf und ab. Dann legen Sie die Hände aufs Gesäß und lehnen sich langsam zurück, damit die Wirbelsäule nach hinten gedehnt wird.

→ Wer mit **EINREIBUNGEN GEGEN RÜCKENSCHMERZEN** vorgehen möchte, der sollte die hochaktiven Kräfte von Propolis aus dem Bienenstock nützen. Wenn die Bienen im Herbst für den Honig keinen Blütennektar mehr finden, dann holen sie Harze von bestimmten Bäumen und verarbeiten sie mit ihren Sekreten zu Propolis, einer Masse, mit der sie den Bienenstock vor Krankheiten schützen. Propolis wirkt gegen Bakterien, Viren und Pilze. Es bekämpft aber auch Entzündungen und fördert die Durchblutung bis tief ins Gewebe. Daher macht es Sinn, gegen Rückenschmerzen jeden Abend den Rücken entlang der Wirbelsäule mit Propolissalbe (Apotheke) einzureiben.

→ **RÜCKENSCHMERZEN** kann man auch sehr gut mit **WÄRME** bekämpfen. Legen Sie sich, wenn Sie etwa beim Fernsehen sitzen, eine mit sehr warmem Wasser gefüllte Gummiwärmflasche ins Kreuz. Auch ein heißes Fußbad, bei dem beide Beine bis über die Waden 15 bis 20 Minuten in heißem Wasser stehen, kann zur Linderung von Rückenschmerzen eingesetzt werden. Morgens ist eine heiße Dusche im Rücken eine wunderbare Naturarznei. Sehr ratsam gegen Rückenschmerzen: zweimal täglich 20 Minuten in einer Infrarotkabine.

→ Wenn **RÜCKEN UND GELENKE** nach dem Sport etwas **SCHMERZEN**, dann nehmen Sie ein Heublumenbad. Geben Sie ein halbes Kilo Heublumen (Apotheke, Reformhaus) in einen Topf, gießen Sie zwei Liter heißes Wasser auf und lassen Sie das Ganze einmal aufkochen. Dann zugedeckt zehn Minuten ziehen lassen, durchseihen. Der Heublumen-Absud wird ins Badewasser der Wanne gegossen. Gut verrühren! Man badet darin 20 Minuten und sollte danach im Bett – in einen Frotteebademantel gehüllt – etwa eine Stunde nachdampfen und ruhen.

→ Viel Bergabgehen bei einer Wanderung durch einen Wald kann bei Frauen und Männern über 50 zu **KNIESCHMERZEN** führen. Da hilft eine Einreibung mit natürlichen Mitteln. Besonders bewährt haben sich Kamillenöl, Johanniskrautöl und Olivenöl. Jeder muss selbst ausprobieren, was bei ihm am besten hilft.

→ Amerikanische Studien haben ergeben: Die gleichen Prostaglandine, die für den Migräneschmerz verantwortlich sind, rufen auch die **SCHMERZEN UND SCHWELLUNGEN** im **KNIEGELENK** hervor. Dagegen kann man die Wirkstoffe Zingiberol und Gingerol aus der Ingwerwurzel einsetzen. Schneiden Sie von einer frischen Ingwerwurzel ein Stück ab, raffeln Sie es und massieren Sie dann mit der zerriebenen Ingwerwurzel sanft das Kniegelenk ein. Zugleich kann man auch noch eine Tasse Ingwertee trinken.

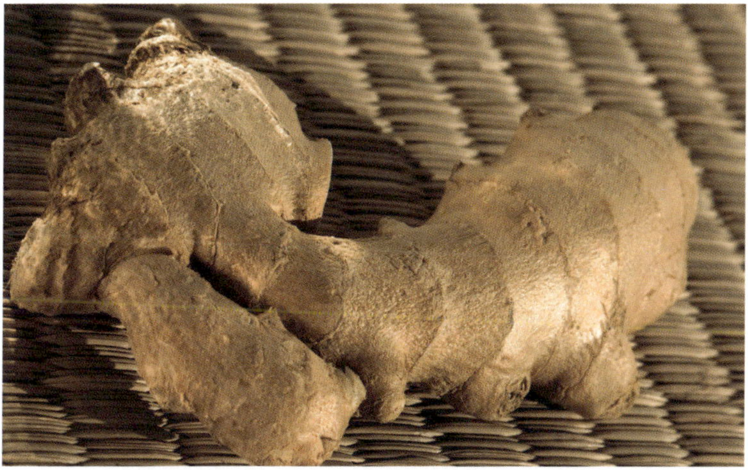

Dies alles sind Hausrezepte und natürliche Maßnahmen gegen Müdigkeit und Verletzungen durch den Sport. Aber es kann auch umgekehrt der Freizeitsport an sich ein Hausmittel oder eine hilfreiche Naturarznei sein. Hier ein Beispiel: Wissen Sie, was ein »Antibiotikum mit zwei Rädern« ist? Ganz einfach: das Fahrrad. Wenn draußen das Wetter zum Radfahren einlädt, sollten wir nicht vergessen: Wie bei jeder Sportart werden auch beim Treten in die Pedale im Gehirn Glückshormone – sogenannte Endorphine – produziert. Doch das Radfahren kann mehr: Es wirkt auch noch wie ein Antibiotikum. Bei diesem Freizeitsport werden nämlich auch die Fresszellen des Immunsystems – die Phagozyten – mobilisiert. Und die vernichten krank machende Bakterien im Körper.

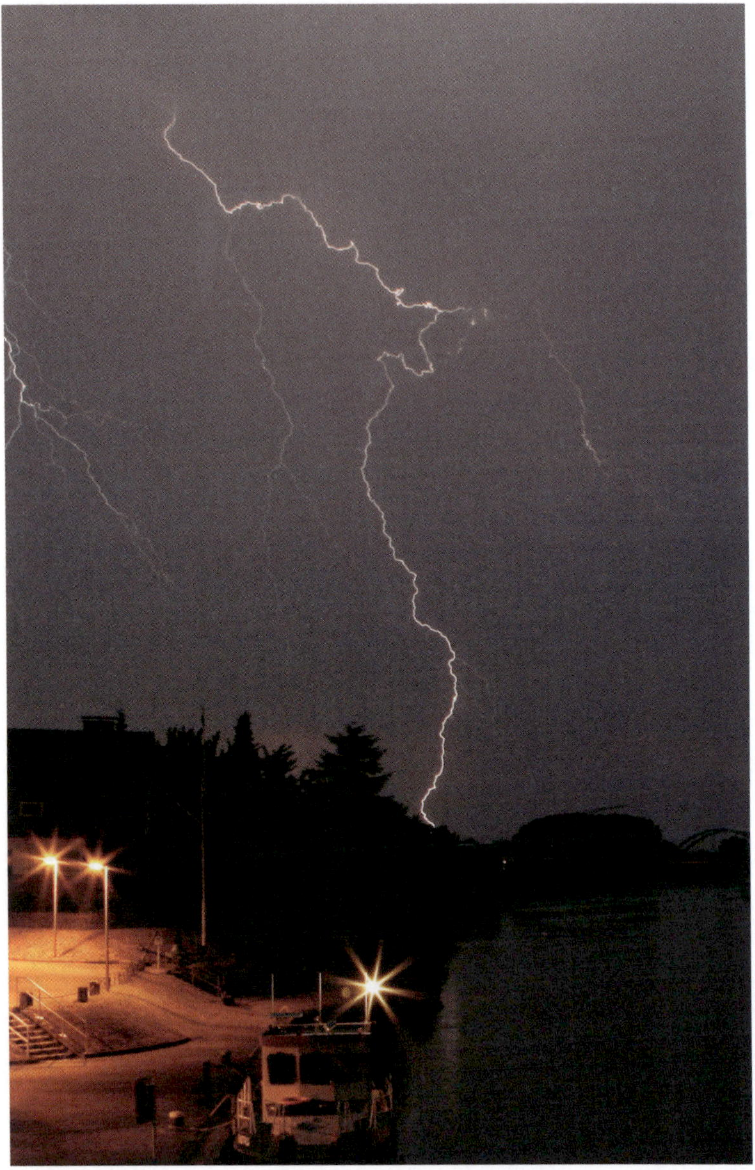

8 *Prima Klima: Der Einfluss der Natur*

von Peter Großmann

Nur keine Sorge! Mit diesem Kapitel wollen wir nicht etwa beweisen, dass Sporttreiben zwar schön, die regelmäßige sportliche Betätigung aber schuld am Klimawandel ist. Unseres Wissens gibt es keine Zusammenhänge zwischen menschlichem Schweiß und der Zerstörung der Ozonschicht. Auch ist uns nicht bekannt, dass man beim Nordic Walken mehr Feinstaub freisetzt als ein 20 Jahre alter Diesel-Pkw ohne Partikelfilter. Ganz im Gegenteil. Wer sich in der Natur wie auch immer bewegt, spart Energie und baut sein eigenes Kraftwerk so auf, dass vielleicht in Zukunft Einkäufe und Besorgungen nicht mehr mit dem Auto erledigt werden müssen.

Und doch gibt es unbestritten zahlreiche Einflüsse von Naturphänomenen auf Körper und Geist. Schon der gute Goethe wusste davon zu berichten, dass »gerade die feinsten Köpfe am meisten unter den schädigenden Wirkungen der Luft zu leiden haben«. Nun ist es natürlich nicht so, dass Goethe ein Olympiasieger war. Seine Disziplin war eher das Schreiben. Und doch deutet er an, was viele Menschen spüren und beobachten. Die Natur macht es uns nicht einfach.

Wetterfühligkeit zum Beispiel ist solch ein Phänomen. Manch ein sensibler Zeitgenosse bekommt Kopfschmerzen, wenn das Wetter wechselt, oder die juckende Narbe am Knie kündigt ein strammes

Hoch an. Dies sind meist subjektive Empfindungen, dennoch leiden die Betroffenen unter anderem an Blutdruckschwankungen, Müdigkeit und mangelnder Konzentrationsfähigkeit. Fachleute schätzen den Anteil der Wetterfühligen auf 30 Prozent bei den Mitteleuropäern. Trotzdem bleibt die Wetterfühligkeit ein bisher weitgehend unerforschtes medizinisches Phänomen und wird, glaubt man Jörg Kachelmann, der Nummer eins der Fernsehwetterprediger, »völlig überschätzt«. Anders verhält es sich mit Faktoren, die auch auf den Sporttreibenden im Freien durchaus großen Einfluss haben.

Ozon

Die zunehmende Konzentration der Ozonwerte gilt als Gesundheitsgefahr. Wie aus einer Studie hervorgeht, sind die Ozonwerte seit 1980 um sechs Prozent pro Jahr gestiegen. Damit lägen sie auf einem Niveau, auf dem sie nicht nur an Tagen mit Spitzenwerten, sondern ständig einen schädlichen Einfluss auf die Gesundheit haben können, berichtet die britische Wissenschaftsorganisation »Royal Society«. An den Folgeschäden der Ozonbelastung stürben, so die Wissenschaftler, in der EU jährlich 21400 Menschen. Die eindeutigen Zusammenhänge zwischen schweren Krankheiten und der Ozonbelastung seien allerdings schwer zu belegen.

Wie entsteht Ozon, vor dem der Freizeitsportler meistens im Sommer per Radio und Fernseher gewarnt wird? Ozon entwickelt sich durch UV-Strahlung und ist eine Sauerstoffart, die bei empfindlichen Menschen Atembeschwerden und Hustenreiz auslösen kann, weil es sich bei Berührung der Schleimhäute heimtückisch verändert und diese reizt. Ozon, dessen Grenzwert zurzeit bei 250

Mikrogramm pro Kubikmeter Luft liegt, ist also eine Art Lungengift, für das es aber ein probates Gegenmittel gibt.

Unsere Tipps:
Empfindliche Personen sollten bei erhöhten Ozonwerten körperliche Anstrengungen meiden. Das gilt vor allem für Asthmatiker, Kinder und ältere Menschen. Der Freizeitsportler ohne Beschwerden kann beruhigt laufen oder Rad fahren, wenn auch nicht gerade in der stärksten Mittagshitze. Das verbietet aber schon der Ehrgeiz gegen sich selbst. Lieber also frühmorgens oder am späten Abend laufen, ohne zu schnaufen. Das Thema Ozon wird uns allerdings in Zukunft immer mehr beschäftigen. Denn durch den weltweiten Abgasausstoß und die Erderwärmung wird die Entstehung von Ozon weiter begünstigt.

Hitze

Vermutlich viel schlimmer – jedenfalls für den gesunden Sportler – als das Ozon wirkt im Sommer die Hitze. Selbst der ruheliebende Zeitgenosse schwitzt bei geringster Tätigkeit, verliert mehr Flüssigkeit und fühlt sich schlapp und abgeschlagen. Was soll dann aber erst der Sportler sagen? Besser nichts, denn das spart Energie. Ein paar Verhaltensregeln gibt es zu beachten, die ihn vor Sonnenstich und Kollaps bewahren können.

Die wenigsten von uns sind hitzeakklimatisiert, was bedeutet, dass sie sich mit ihren Körperfunktionen an die veränderten warmen Bedingungen nicht angepasst haben. Bei körperlicher Betätigung in der Hitze steigt das Thermometer in uns. Dies führt zum Schwitzen, damit der Körper von außen über die Haut wieder gekühlt wird. So weit, so gut. Aber Schwitzen bedeutet Flüssigkeitsverlust. Und da wir dazu neigen, zu wenig Flüssigkeit zu uns zu nehmen, kann das fatale Folgen haben.

Unsere Tipps:

Genug trinken, nicht nur, wenn man Durst hat. Regelmäßig über den Tag verteilt, schützt dies vor Austrocknung. Die Sonne meiden, Kopf und Körper vor der Einstrahlung schützen. Es gibt prima Sportbekleidung, die luftdurchlässig ist, aber die Sonnenstrahlen fernhält. Eincremen nicht vergessen! Durch den Schweiß verstärkt sich der Brenneffekt auf der Haut. Langsamer bewegen – auch beim Sport –, das schützt vor Überhitzung. Nutzen Sie die frühen Morgen- und späten Abendstunden und hören Sie auf Ihren Körper! Er gibt meist vor dem Schlappmachen eindeutige Signale wie Koordinationsstörungen, Zittern, Schwäche und Übelkeit.

Hitze und Luftfeuchtigkeit

Eine hohe Luftfeuchtigkeit alleine macht dem Sportler in der Natur eigentlich keine Probleme. Vorausgesetzt, die Temperatur ist eher niedrig. Treffen Hitze und hohe Luftfeuchtigkeit aufeinander, sieht es anders aus, denn durch den hohen Anteil von Wasserdampf in der Luft lässt der Körper den Schweiß noch mehr fließen, um eine Abkühlung zu erreichen. Leider nimmt aber mit erhöhter Luftfeuchtigkeit die Möglichkeit der Schweißverdunstung ab. Dies lässt die Körpertemperatur noch mehr ansteigen. Tropenurlauber können davon ein Lied singen. Beide Faktoren addieren sich zu einem nicht einschätzbaren Risiko, wobei die körpereigenen Regulationsmechanismen schnell überfordert sind. Deshalb experimentierten vor den Olympischen Sommerspielen von Peking britische Wissenschaftler von der Universität in Portsmouth, um herauszufinden, wie Sportler auf Hitze und Feuchtigkeit reagieren. In speziellen Räumlichkeiten wurden 300 Olympiakandidaten in Kälte- und Wärmekammern Tests ausgesetzt, die die Bedingungen im Fernen Osten simulieren sollten. Das Resultat liegt nahe: Damit der Körper nicht zu viel Blut zum Kühlen der Haut verbraucht, was ihm dann nicht in den Muskeln zur Verfügung stehen kann, wurde auf Kühlung gesetzt. Der sogenannte Cooling Chair, also hinsetzen und Hände in Eiswasser tauchen, erfreute sich schon in Athen großer Beliebtheit. Die Weiterentwicklung der Eisweste wurde dann in Peking eingesetzt, diesmal mit gefrorenem Paraffin statt mit Eis gefüllt.

Unser Tipp (besonders für den Hobbysportler): Einfach mal Pause machen!

Kälte

Sport im Freien ist für viele Leute auch im Winter eine Wohltat. Weder trübes Wetter noch eisige Temperaturen halten sie vom Joggen, Radfahren oder Langlaufen ab. Eine Erkältung müssen sie trotzdem nicht befürchten.

»Mit moderatem Ausdauertraining stärkt man sogar das Immunsystem, das gerade in der kalten Jahreszeit besonders viel zu tun hat«, sagt Professor Andreas Nieß vom Universitätsklinikum Tübingen.

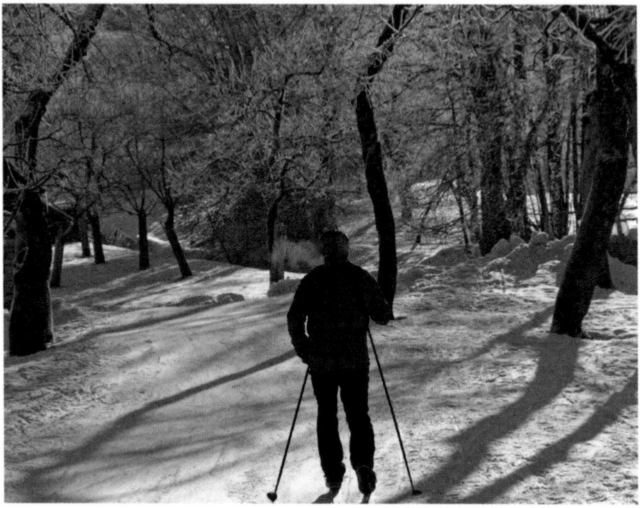

Kälte setzt die Körpertemperatur herab. Wenn man sich nicht bewegt, versucht der Körper durch Zittern, diese zu erhöhen. So wird es 50 freiwilligen Sportlern ergangen sein, die an der Universität Dortmund in die Kältekammer mussten. Bei minus 120 Grad sollten sie zwei Minuten aushalten, um dann einen Dauerlauf zu absolvieren. Die wissenschaftliche Erkenntnis: Die Abkühlung vor dem Sport spart Energie und lässt den körpereigenen Temperaturanstieg später einsetzen. Das viel gepriesene Aufwärmen sei sogar kontraproduktiv, erklärten die Forscher.

Trotz dieser interessanten Erkenntnis gehen Sie bitte vor Ihrem sportlichen Aufenthalt im Freien nicht ins Eiswasser oder springen kurz in die Gefriertruhe. Man muss nämlich nicht jede neue Erkenntnis sofort umsetzen. Es sei denn, Sie wollen frieren, schon bevor Sie rausgehen.

Unser Tipp:

Sport im Freien, das haben wir schon gelernt, ist vor allem eine Frage der richtigen Kleidung. Das wird noch einmal deutlich im Winter bei Kälte. Nutzen Sie das »Zwiebelschalenprinzip« und tragen Sie mehrere dünne Schichten übereinander. Achten Sie auf atmungsaktive Funktionskleidung. Saugende Baumwollkleidung ist zwar natürlich, aber in diesem Fall unzureichend. Schützen Sie Kopf und Hände. Über die Extremitäten wird am meisten Wärme abgegeben. Laufen, radeln oder gehen Sie nicht unbedingt auf Eis und Schnee, Sie könnten sich bei Stürzen wehtun. Hier sind die Nordic Walker im Vorteil, die haben Stöcke dabei. Bei einer Erkältung ist Vorsicht geboten, sie könnte sich verschlimmern. Ebenso haben Menschen mit Asthma und koronaren Herzerkrankungen ein größeres Risiko, da sich bei Temperaturen unter null die Bronchien und Gefäße verengen.

Und noch etwas: Nach dem Sport und bei einem Schweißanfall möglichst schnell aus den nassen Sachen! Denn in relativ kurzer Zeit kühlt man aus, und die Immunabwehr ist geschwächt. Also besser rasch unter die warme Dusche oder trockene Kleidung anziehen.

Insgesamt spricht nichts gegen Bewegung bei Kälte. Erfrierungen sind im Breitensport sowieso äußerst selten. Entscheidend ist auch nicht so sehr die Temperatur, sondern der herrschende Wind. Starker Wind sorgt für eine stärkere Auskühlung der Körperoberfläche. Kritisch kann es also werden, wenn sich zu der Kälte ein eisiger Wind gesellt. Durch kalte Böen sinkt die auf den Körper einwirkende Temperatur wesentlich – das bezeichnet man als den »Wind-chill«-Effekt. Vor allem Geschwindigkeitssportler wie Radfahrer oder Inline-Skater spüren das und sollten sich dementsprechend warm anziehen.

Licht

Wer die Auswirkungen des Lichts nur über die schädigenden Einflüsse auf der Haut definiert, denkt zu kurz nach. Klar nimmt die Zahl der Hautkrebsfälle zu, nicht zuletzt durch die stärkere Strahlkraft der Sonne aufgrund des vergrößerten Ozonlochs. Aber das Licht kann viel mehr. Schließlich wäre unser Leben auf der Erde undenkbar ohne Licht, ebenso wie die Fotosynthese, also die Umwandlung von Lichtenergie in chemische Energie mithilfe des grünen Pflanzenfarbstoffs Chlorophyll. Das Licht ist Nahrung für Pflanzen und Medizin für uns Menschen. Stoppt doch das Licht den Trübsinn und die Schwermut und lässt uns wieder aktiv werden. Die Produktion des körpereigenen Schlafmittels Melantonin wird angehalten, der Blutdruck steigt, Glückshormone sorgen für Aktivität. Gerade im Frühling wird dies dank veränderter Lichtverhältnisse deutlich. Die erwachenden Frühlingsgefühle lassen uns auch sexuell aktiver werden. Licht, über das Auge und die Haut aufgenommen, beeinflusst also Psyche und Körper, lässt unsere Konzentrationsfähigkeit steigen und verbessert die Lernfähigkeit.

Unser Tipp:

Raus, aber schnell, und ein Lichtbad nehmen! Dies ist aus energiepolitischer Sicht ausnahmsweise einmal völlig sinnvoll. Teilen Sie die Lichtkur mit anderen und bewegen Sie sich, ob langsam oder schnell. Das Lichtbad nach den langen Herbst- und Wintermonaten sollte ausgiebig sein und ist uneingeschränkt erlaubt!

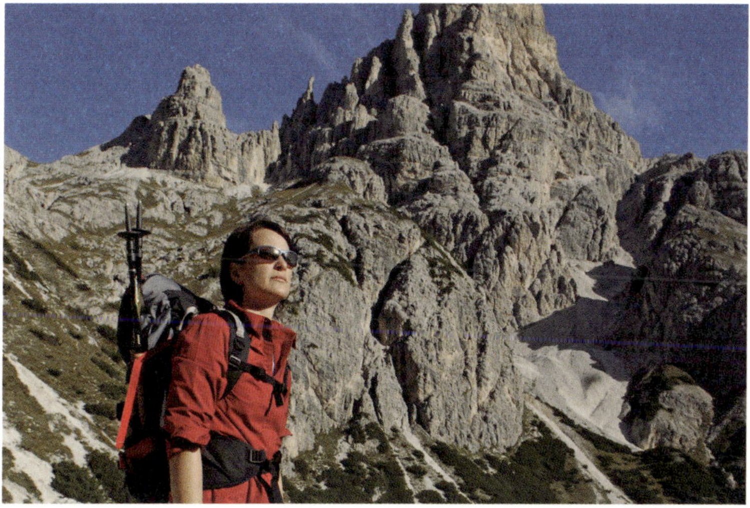

Höhe

Wollen Sie hoch hinaus? Dann sollten Sie im Sommer wie im Winter einiges beachten. Schließlich sind die meisten von uns Flachländer und den Aufenthalt in der Höhe nur bedingt gewohnt. Im Gegensatz dazu hat sich der Trend, mal eben in Höhen von 2000 Meter und mehr zu walken, zu radeln oder Ski zu fahren, in den letzten Jahren verstärkt. Nicht immer ungefährlich, denn obwohl der Sauerstoffgehalt trotz steigender Höhe konstant bleibt, nehmen der Luftdruck und die Luftdichte ab. Die Folge: Wir fahren zwar schneller auf Skiern den Hang herunter, aber wir atmen auch schneller, um das Gewebe weiterhin mit dem benötigten Sauerstoff zu versorgen.

Außerdem nimmt der Wasserdampfdruck stark ab. Da wir schneller atmen, die Feuchtigkeit aber zum Anfeuchten der Bronchien nicht mehr vorhanden ist, kommt es vermehrt zu Husten durch Austrocknung der Schleimhäute. Ein Phänomen, das alle kennen, die in den Bergen laufen und nicht wie die ganzen Wunderläufer im Bergland Äthiopiens groß geworden sind.

Das beinahe Einzige, was in der Höhe zunimmt – neben dem Gewicht wegen des guten Essens auf der Hütte –, ist die Strahlungsintensität der Sonne.

Unser Tipp:

Licht ist schön, gesunde Haut aber noch schöner. Deshalb ordentlich eincremen. Außerdem nicht die Strecke von null auf 3000 Meter im Höllentempo zurücklegen. Das kann eine leichte Form der Höhenkrankheit nach sich ziehen. Wer über 2500 Meter übernachtet, wird vielleicht schlechter schlafen. Auch das hat er der Höhe zu verdanken. Insgesamt ist der Stoffwechsel erhöht, der Körper also schneller erschöpft.

Wenn Sie ein Höhentraining für Ihren nächsten Halbmarathon planen und die Anpassung an die Höhe mit hinunter ins Flachland nehmen wollen, denken Sie daran: Die verbesserte Sauerstoffaufnahme stellt sich erst nach Wochen ein, und der Effekt ist für das Flachland wissenschaftlich eher umstritten. Genießen Sie also lieber die schöne Natur, und lassen Sie es langsam angehen.

Im Übrigen ist der Höhenaufenthalt für Menschen mit Bluthochdruck und Atemwegserkrankungen gar nicht so schlecht wie immer angenommen. Hier konnte man sogar eine deutliche Verbesserung der Beschwerden feststellen.

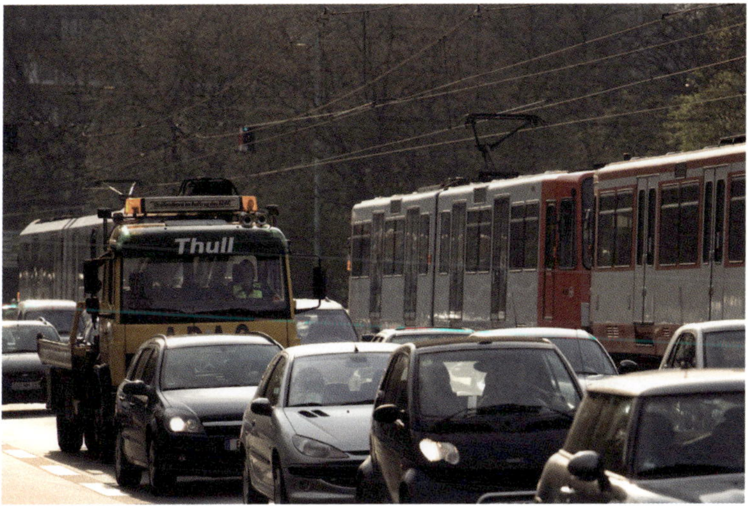

Smog und Abgase

In der Natur bewegen, die Sonne scheint, die Vögel zwitschern, so stellen wir uns Natursport vor. Leider ist das nicht immer möglich. Um nicht mit dem Auto zum Sport fahren zu müssen, was wir alle tunlichst vermeiden sollten, wird manch einer schon mal erschwerte Bedingungen in Kauf nehmen. Und da Smog und Abgase zwar keine Naturgewalten sind, sie aber dennoch den Natursportler betreffen können, sollen die Auswirkungen auch hier dargelegt werden.

Das Walken, Radfahren oder Joggen an der Straße ist nicht jedermanns Sache. Aber der gesundheitliche Nutzen übertrifft meist den gesundheitlichen Schaden durch Industrie oder Autoabgase. Es sei denn, Sie laufen mitten in New York zur Rush Hour. Dort ist die Kohlenmonoxidbelastung ähnlich hoch, als sei man ein starker

Raucher. Schlimmer noch verhält es sich in Peking. Da können der im Sommer häufig anzutreffende Smog und die damit verbundene hohe Schwefelgaskonzentration in der Luft die Atemwege verengen oder entzünden.

Unser Tipp:

Nicht in New York oder Peking schnell bewegen und möglichst wenig einatmen! Da aber Ihre sportliche Betätigung meist in Ihrem Nahbereich stattfindet, sind solche Bedingungen vermutlich sowieso auszuschließen. Ratsam bleibt es, gerade bei Inversionswetterlagen und großer Hitze stark befahrene Straßen und Innenstädte zu meiden und im Zweifelsfall mal ein gutes Buch zu lesen.

Das kann auch glücklich machen.

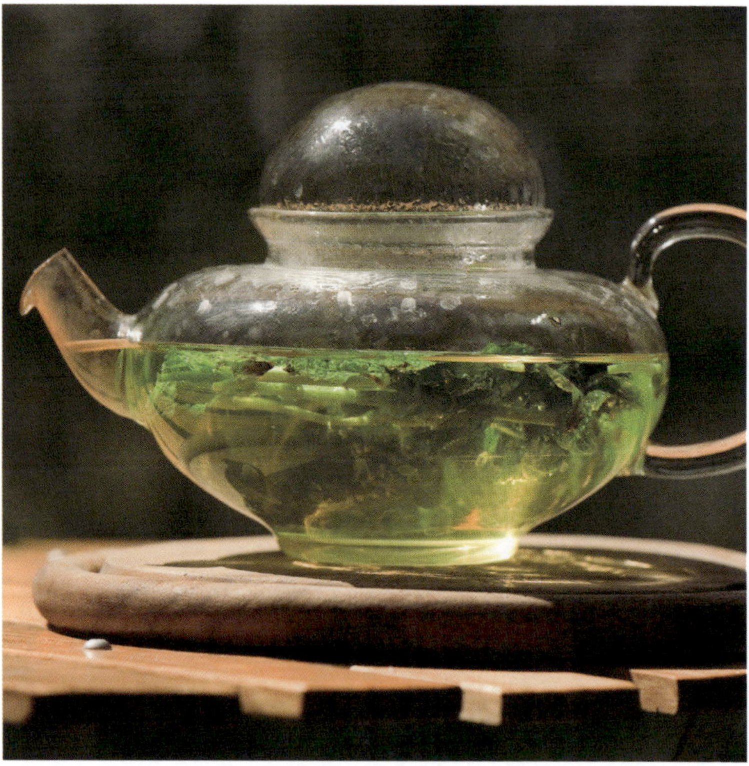

9 *Eine letzte und berechtigte Frage: Kann auch Naturdoping gefährlich werden?*

von Hademar Bankhofer

Viele Anhänger der Naturmedizin machen mitunter einen großen Fehler. Sie denken: Alles, was natürlich ist, kann nur ungefährlich und ohne unerwünschte Nebenwirkungen sein. Das aber ist ein großer Irrtum. Selbst natürliche Wirkstoffe können Schaden anrichten. Daher muss man auch beim Naturdoping verantwortungsvoll und wohlüberlegt vorgehen. Es sind nicht viele Beispiele, die wir uns merken sollten. Aber es gibt durchaus Gefahren.

→ Grundsätzlich sollte man sich immer – auch bei Naturrezepten – an die **DOSIERUNG** halten. Mehr wirkt nicht besser. Auch beim Naturdoping gilt nach wie vor der Satz des Arztes und Naturheilers Paracelsus aus dem 16. Jahrhundert: »Die Dosis macht es, ob etwas eine Arznei oder Gift ist!«

→ Wer die Erfahrung gemacht hat, dass **PFEFFERMINZTEE** für den Sport fit macht, sollte dennoch nicht ständig diesen Kräutertee trinken. Das Menthol sowie die Bitterstoffe können mit der Zeit die Magenschleimhäute reizen. Für Kinder bis zwölf Jahre ist Pfefferminztee überhaupt nicht geeignet, weil die Mädchen und Jungen das Menthol aus der Pfefferminze nicht vertragen.

→ Wer viel Stress hat, in der Folge auch unter depressiven Verstimmungen leidet und mit Freizeitsport draußen in der Natur eine Wende in seinem Leben einleiten möchte, der sollte vorsichtig sein, wenn er noch die Naturarznei **JOHANNISKRAUT** gegen sein seelisches Tief nimmt. Johanniskraut verstärkt die Sonnen- und Lichtempfindlichkeit und somit auch das Risiko für einen Sonnenbrand.

→ Bei Prellungen und Zerrungen haben sich **SPORTSALBEN** mit den Wirkstoffen von Beinwell, Arnika, Rosmarin und Kampfer bewährt. Sie kühlen und regen die Durchblutung an. Allerdings: Viele machen den Fehler und reiben die Salbe unmittelbar nach dem Sportunfall ein. Sehr oft wird dadurch die Schwellung noch ärger. Es ist erst dann sinnvoll, die Salbe aufzutragen, wenn die Blutung gestoppt ist. Als Faustregel gilt in vielen Fällen: Solange mit Kälte behandelt wird, keine Salbe. Reiben Sie sie erst dann ein, wenn Wärme eingesetzt wird. Falls Sie sich nicht sicher sind, was zu tun ist, sollten Sie den Arzt fragen.

→ Wer als Wärmequelle gegen Rückenschmerzen die gute alte **WÄRMFLASCHE** verwendet, sollte kein allzu heißes Wasser einfüllen. Man kann damit schwere Verbrennungen auf der Haut hervorrufen. Also: Das Wasser soll sehr warm, aber nicht kochend heiß sein.

→ Wir wurden in den letzten Jahren immer wieder mit der frohen Botschaft versorgt: **SCHOKOLADE** mit einem Kakaoanteil von 70 bis 80 Prozent ist gut für Herz und Kreislauf und macht obendrein glücklich. Fazit: Daher ist Schokolade beim Freizeitsport oft ein willkommener, schneller Energielieferant. Das gilt allerdings jeweils nur für ein ganz kleines Stückchen und ist kein Freibrief für Schokofans. Schokolade macht in größeren Mengen dick und fördert Fettpolster am Körper.

→ **STILLES WASSER** trinken ist für den Freizeitsport wichtig. Doch zu große Mengen sind gefährlich, können im Extremfall sogar lebensgefährlich sein. Wer nämlich in kurzer Zeit Unmengen von Wasser trinkt, schwitzt auch sehr viel aus und verliert dadurch zu viele wertvolle und lebenswichtige Mineralsalze. Man sollte daher kurz vor dem Sport und währenddessen das Wasser in kleinen Schlucken zu sich nehmen. Über eine Stunde verteilt etwa einen Liter.

→ Beim Radfahren bei starkem Wind kann man sich leicht eine Bindehautentzündung zuziehen. Wer sich nun an Omas alte Hausmittel hält, wird die Augen mit **KAMILLENTEE** auswaschen. Das kann jedoch zu einem Allergieanfall führen, und die Augenentzündung kann sich verschlimmern. Warum das? Kleinste Pollenteilchen im Kamillentee können die Allergie auslösen, wenn jemand dafür anfällig ist. Und da Kamillentee die Augenschleimhäute austrocknet, wird die Entzündung mehr verstärkt als bekämpft.

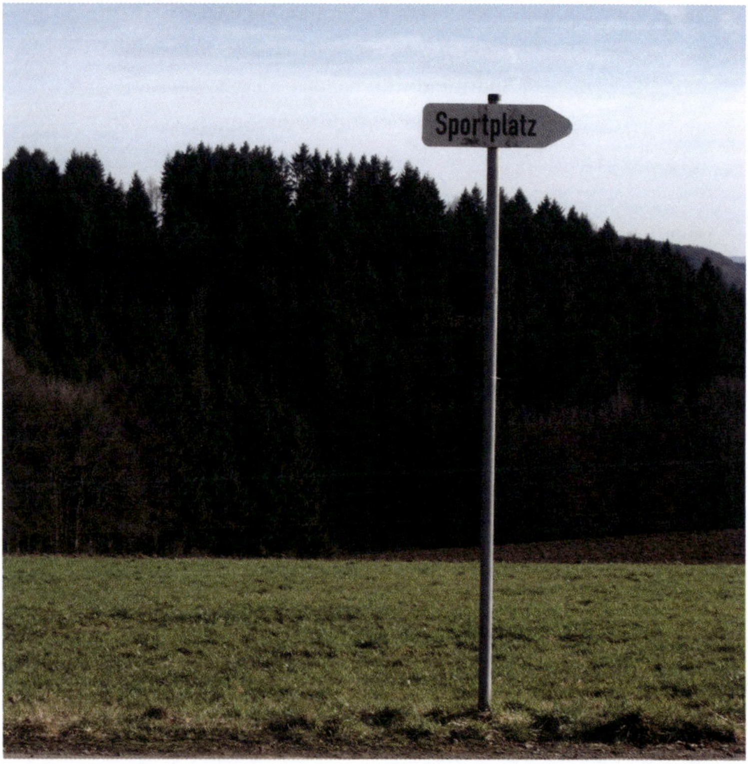
Sportplatz

Nachwort

von Peter Großmann und Hademar Bankhofer

Nun haben Sie das Ende dieses Buches erreicht. Im Idealfall kennen Sie sich jetzt ein bisschen besser aus, wissen etwas mehr über sich, die Wirkungen von Sport und den Einfluss der Natur. Wir beide sind – jeder auf seine Art und dem Alter angemessen – begeisterte Freizeitsportler. Es wäre schön, wenn wir mit diesem Buch dazu beitragen könnten, dass auch Sie ein solcher werden. Nachdem Sie dieses Buch gelesen haben, werden Sie außerdem erkennen, dass es nicht unbedingt der Mai sein muss, um in der Natur Sport zu treiben. Sich draußen zu bewegen ist bei jedem Wetter und in jeder Jahreszeit sinnvoll.

Wir haben im Laufe der Jahre die Erfahrung gemacht, dass die Natur viele Kräfte bietet, die für eine bessere sportliche Leistung, aber auch für erste Bewegungserfahrungen von großem Nutzen sein können. Daher haben wir im positiven Sinn das Wort »Naturdoping« für unser Buch gewählt. Wir hoffen, dass wir auf den vorangehenden Seiten etwas Überzeugungsarbeit leisten konnten. Nutzen Sie die Naturapotheke und die natürliche Speisekammer des Sports, greifen Sie zu und finden Sie mit unseren Anregungen zu einem Lebensstil, der Ihnen bei Ihrem Bewegungsdrang Energie, Erfolg und vor allem Freude ermöglicht.

Wir wünschen Ihnen viel Spaß bei Ihrer Bewegung, die so wichtig ist, um jung und gesund zu bleiben. Und bitte halten Sie sich immer vor Augen, was wir mit diesem Buch zum Thema Sport sagen wollen: Doping ist indiskutabel und fies. Naturdoping hingegen nützlich und sinnvoll!

Peter Großmann und Hademar Bankhofer

Text- und Bildnachweis

»Die Ballade von der labortechnischen Assistentin, die umsattelte und so ihr Glück fand«, aus: Fritz Eckenga, *Prima ist der Klimawandel auch für den Gemüsehandel*, © Verlag Antje Kunstmann GmbH, München 2007: 15

»Rum und Ehre dem Eigensportler! Eine längst fällige Würdigung.« © Fritz Eckenga: 50–53

»Trinken«, aus: Fritz Eckenga, *Jahreshauptversammlung meiner Ich-AG*, © Verlag Antje Kunstmann GmbH, München 2005: 134–136

DIGITALstock: 28 (U. Sterner), 32 (B. Leitner), 36 (C. Eder), 40 (I. Woldt), 66 (I. Knol), 79 (R. Tiburzy), 113 (J. Müllek), 120 (F. Bartels), 151 (Xenia 1972), 156 (Xenia 1972), 160 (A. Leichsenring), 166 (M. Lohninger), 176 (F. Loebermann), 179 (E. Hötzel), 181 (Lara), 190 (L. Collet), 206 (W. Quiertmar)

Olivier Favre: 2, 9, 11, 20-21, 54-55, 74, 138–139

Fotolia: 22 (Sebastian Kaulitzki), 62 (Franz Pfluegl), 209 (Nikon Steff)

Peter Großman: 172

Axel Hartmann Fotografie & Amelie Soyka, www.ah-fotografie.de: 48, 56, 59, 84, 92, 98, 110, 122, 130, 140, 146, 158, 199, 200, 211, 214

iStockphoto: 142 (Julian Rovagnati)

Ferdinand Wimmer: 86, 218

Register